打ってしまったワクチンから
逃げきる完全ガイド

きょうから始める

コロナ
ワクチン
解毒
17の方法

井上正康

大阪市立大学（現・大阪公立大学）名誉教授（分子病態学）
現代適塾・塾長

方丈社

目次

第2章

打ってしまった〝ワクチン解毒〟のための処方箋

第3章

対談01＊
今すぐワクチン接種を中止すべし！
村上康文（東京理科大学名誉教授）×井上正康

第4章

ワクチン後遺症Q&A

第5章

対談02＊
〝遺伝子至上主義〟がもたらす危険な未来
福島雅典（京都大学名誉教授）×井上正康

はじめに

新型コロナワクチン——この3年間、日本社会は新型コロナと遺伝子ワクチンに翻弄されてきました。

このワクチンは打つべきか否か？　打つとどんな副反応が待っているのか？　本当に効くのか？

このワクチンは、多くの読者が子どものころから接種してきたBCG、日本脳炎、インフルエンザのワクチンなどとは根本原理が異なり、まったく新しいタイプの「遺伝子ワクチン」です。

私たちが知る従来の「生ワクチン」や「不活化ワクチン」は、細菌やウイルスなどの病原体を紫外線照射や化学的処理で不活性化したり弱毒化させてつくられています。これに対して今回のワクチンは、新型コロナウイルスの遺伝子（メッセンジャーRNA）を使用しています。

これらを人体に接種することで、ヒトの細胞内で新型コロナウイルスのスパイクタンパク質（ウイルスの表面にあるトゲのような突起物）を作らせます。すると、私たちの免疫細胞が「これは異物である」と認識し、抗体産生や細胞性免疫が刺激されたりする。その結果、次に新型コロナウイルスに感染したときに、これを排除できる仕組みです。

たしかにこれは新しい技術であり、このワクチン開発の基礎を築いたカタリン・カリコ博士とドリュー・ワイスマン博士は2023年にノーベル生理学・医学賞を受賞しました。しかし、ワイスマン博士自身が「このワクチンは血栓を生じさせ、ヒトの血管を障害するおそれがある」と2018年の論文で警鐘を鳴らしていること（Nature）は報道されません。

新型コロナのスパイクは、ACE2という血管壁の酵素タンパクに結合し、これが引き金となって血管内皮細胞に感染します。それが血管壁を傷つけ、血栓症を引き起こすのです。ワクチンが産生したスパイクでも同様に血栓症を誘起することが明らかになっています。

メッセンジャーRNA（mRNA）ワクチンのコンセプトは、ウイルスが持つ遺伝情報を使って、ヒトの細胞でそれを産生させるものです。私たちの細胞がウイルスのスパイクという異物をつくる工場になるということです。しかし、私たちの免疫機構が異物のスパイクを産生する細胞を感染細胞と認識すれば、その細胞自体が攻撃対象になってもおかしくありません。

このワクチンの構造は、人体37兆個の細胞のどれにでも入る可能性があります。体内の全ての細胞が自己免疫反応を起こすなど、そんな複雑で多様な病態はこれまでの医療界では経験されたことはなかったのです。

厚生労働省は、2022年3月に「ワクチン接種後の副反応に関する相談窓口」の設置を各都道府県に依頼しました。予防接種法に基づく医療機関からの副反応報告は、合計36301件、重篤者8537件、死亡報告2059件にものぼります（2023年3月12日報告分まで）。しかし、これらは氷山の一角にすぎません。

頻発するワクチン接種の副作用や後遺症への対応として、2022年2月に「全国有志医師の会」が立ち上がりました。毎週末に情報交換会が開かれ、経験したことのない病態や病状に対して、どんな治療法や対策が有効かを議論しながら、少しずつ経験知が積み上げられています。

患者を対象とする医薬品と違って、ワクチンは健康な人に接種します。本来は何年もかけてその安全性と有効性が確かめられなければなりません。ところが今回は、パンデミックの恐怖感のただ中で、安全性も有効性も十分に立証されないまま、異例のスピード（ワープスピード）で短期間で緊急承認され、接種が進められました。

その結果、今ではお上に従順な日本人の8割以上の方が複数回の接種を終えています。しかし、接種によって感染が抑えられることはなく、逆にさらに大きな感染の波が来ました。さすがに「これはおかしい」と気づく方も現れ、3回目以降は接種を控える方が増えています。

mRNAワクチンとは、私たちの細胞に自ら異物を産生させ、自らを攻撃させる仕組みを持つ危険な代物なのです。「これ以上このワクチンを打たないこと」が何よりも大事です。すでに接種した人も、できるかぎり免疫力や自己治癒力を高めることで、このワクチンの悪影響を軽減することはできます。

本書は、第1章で今回のコロナの特徴とmRNAワクチンが抱える根本問題を明らかにするとともに、第2章ではワクチン後遺症を少しでも軽減するためにできる対策について述べました。第3章では免疫学の専門家である村上康文先生（東京理科大学名誉教授）と、第5章では薬剤疫学が専門で日本の薬害問題とも闘ってこられた福島雅典先生（京都大学名誉教授）との対談を掲載し、今回のワクチンの危険性について多角的に解析しています。

また第4章では、筆者と松田学氏が発信している「オミクロンの正体Q＆A」の動画をもとにQ＆A形式でコロナとワクチンについて解説しています。

この本をきっかけに、多くの方がｍＲＮＡワクチンの正体を知り、一日も早くこのワクチン禍から脱出する道を進まれることを願っています。

第1章

これ以上、打ってはいけないmRNAワクチン

人類と感染症

人類の歴史は飢餓や感染症との戦いの歴史でもあります。

感染症の様相は時代によって大きく変化しました。

原始狩猟社会では、野生動物との接触による感染症がおもな脅威でした。その後、農耕の発達とともに、人々が密集して生活するようになると、家畜からヒトへ、ヒトからヒトへと感染症が拡大します。また、蚊が媒介するマラリアのような地域特有の風土病的感染症も発生します。

交通手段の発達によって広域の移動が可能になると、感染症も飛躍的に拡大しました。ペスト、天然痘、コレラ、結核などが世界的に大流行し、多くの人の命を奪いました。

戦争も多数のヒトの移動を伴い、感染症が広がる大きな要因になります。

パンデミックの歴史では、約100年前の1918年から1920年にかけて世界中で大流行し、約1億人が死亡した〝スペイン風邪〟が知られています。これは第一次世界大戦の最中でした。その発生源は、アメリカ・カンザス州の軍事基地であり、ウイルスに感染した兵士がボストン経由でヨーロッパ戦線に参加して感染が全土に拡大しました。

その30年前の1890年代にも、世界で約100万人が死亡した〝ロシア風邪〟と呼ばれる感染症がありました。実は、このロシア風邪が〝元祖コロナウイルス〟によるパンデミックだったのです。以後、冬型の風邪ウイルスとして私たちと130年間も共存してきました。

100年前も130年前も、現代と同様に有効な薬や安全なワクチンはありませんでした。それにもかかわらず、ロシア風邪はわずか1年で収束しました。

スペイン風邪は、第1波よりも第2波のほうが死者数が増えましたが、これは感染した兵士たちに解熱剤として多量のアスピリンが投与されたため、その中毒症状で亡くなっていたことがわかっています。投薬を中止した翌年には自然収束しました。

この事実は、現在の遺伝子ワクチンの問題を考えるうえできわめて重要です。ウイルスに対する防御には免疫力が最も重要であり、ロシア風邪やスペイン風邪のパンデミックを収束させた真の立役者もヒトの免疫力だったのです。

感染症では免疫系が病原体の情報を記憶し、感染の波がくるたびに免疫力が強化されます。それによって重症化や死亡率が抑制され、動的平衡状態で収束するのです。これがウイルス感染症が収束する基本的しくみです。

免疫記憶には、抗体を産生するBリンパ球や細胞性免疫のTリンパ球が関与しています。両者の免疫的記憶力は、病原体によって大きく異なります。

コロナに対する抗体の血中濃度は短期間で低下（通常の半減期は約36日）します。そのため一度感染しても、時間が経過すると再び感染することがあります。私たちが毎年のように風邪をひくのはそのためです。しかし、抗体が低下してもリンパ球にはウイルスの免疫情報が記憶されているため、感染すると速やかに臨戦態勢が発動されます。ですから大半は軽症で、安静にしていればすぐに治るのです。

一方、麻疹や天然痘では、一度の感染で終生免疫が獲得されます。

ヨーロッパでは15世紀に天然痘が流行しました。これが日本にも入国して〝痘瘡《とうそう》〟として恐れられました。

天然痘は致死率の非常に高い病気です。仮に将軍のお世継ぎに感染し、もしものことがあれば国家の一大事です。当時でも、一度天然痘に感染して治癒した人は他人にうつさないことが知られていました。天然痘は体中に発疹ができて、治癒後もその痕跡である〝痘《とう》痕《こん》〟が残ります。徳川時代、春日局が後に第3代将軍となる竹千代（徳川家光）の乳母に抜擢されたのは、この〝痘痕〟があったからと言われています。

このように感染症は人類にとって大きな脅威ではあるけれども、感染によって免疫が強化され、このことが有効な〝感染対策〟になりうることも示しています。

免疫のしくみ

あらゆるウイルス感染症に対する基本は「自分の免疫力で戦うこと」です。

免疫系には、病原体の侵入口である粘膜や皮下組織で発達している「自然免疫」に加え、抗体による「液性免疫」と感染細胞を殺す「細胞性免疫」などがあります。将棋にたとえれば、〝歩〟が自然免疫、〝飛車・角・桂馬〟が液性免疫、〝金・銀〟が細胞性免疫に相当します。

すべての病原体は、皮膚や粘膜から侵入するので、そこでの攻防戦が最も重要です。将棋でも、防御の最前線には〝歩〟が配置されています。人体でいえば、皮膚、鼻、口、膣などには、私たちが生まれながらに持っている強力な自然免疫の力が備わっているのです。たとえば、皮膚は自家移植しかできません。他人の皮膚を移植しようとしても、異物として排除されてしまいます。これが皮膚の免疫力の強さです。

私たちが日々食べているものの中には、病原性のあるウイルスやバクテリアも含まれています。そのために、唾液や口腔粘膜には強い免疫防御力が備わっています。赤ちゃんが身の回りのものをなんでも舐めても平気なのは、口腔内に自然免疫力があるからです。また、舐めることにより自然免疫力も強化されていきます。

自然免疫系を突破して病原体が体内に侵入してきても、人体は次の戦いの機能を備えています。それが「液性免疫」と「細胞性免疫」です。

液性免疫は、抗体を中心とする防御機能で、侵入してきた敵をミサイルで撃墜するような働きをします。将棋でいえば、歩の壁を突破してきた相手をやっつけるのが、〝飛車・角・桂馬・香車〟です。

それらもかいくぐって病原体が細胞に感染すると、感染した細胞ごと踏みつぶしてしまう働きがあります。これが細胞性免疫です。将棋でいえば、〝玉〟のそばにいて最後まで〝玉〟

を守るのが〝金・銀〟です。

このように、自然免疫、液性免疫、細胞性免疫という3つの防御機能が総合的に働くことで人体を守っているのが、私たちの免疫系です。パンデミックを収束させた〝ヒトの免疫力〟とは、このことを指しているのです。

交差免疫

イギリスの医学者エドワード・ジェンナー（1749〜1824年）は、「牛痘に罹患した搾乳者は天然痘にかからない」という経験知をヒントに、天然痘ワクチンを開発しました。これは、まったく同じウイルスでなくても、類似のウイルスであれば同じように排除されることを示した最初の事例です。牛痘に感染すると、それによく似た天然痘にもかかりにくくなります。これを「交差免疫反応」といいます。

結核予防のために接種するBCGも、交差免疫反応を利用したワクチンです。弱毒化した結核菌を接種することで、次に強い結核菌が入ってきても、弱毒菌が入ったときの液性免疫や細胞性免疫の記憶によって防御機能が発動して撃退してくれるという仕組みです。

中国・武漢で誕生した新型コロナウイルスは、2019年末から翌年2月末にかけて、多数の中国人旅行客とともに日本に入り込みました。

このとき、多くの日本人が気づかないうちに弱毒株（S型とK型）に感染していました。新型コロナウイルスと、日本人が毎年のようにかかってきた風邪の病原体のひとつである旧型コロナウイルスの遺伝子は、約50％類似しています。このため交差免疫が働き、感染しても無症状か軽症だったため、感染したことに気がつきませんでした。これを「無症候感染」といいます。

その後、欧米から強毒株であるG型株が入ってきても、日本では自然感染によって生ワクチンを2回接種したのと同じ状況になっていたため、被害が最小限に抑えられたのです。

当時、ヨーロッパやアメリカに比べて日本の死者数や重症者数が極端に少なかったため、その要因は何なのかが議論になっていました。未知の要因という意味で〝ファクターX〟などと称されたこともありましたが、これは日本人が持つ交差免疫だったと考えられます。

オミクロン株の特徴

2021年暮れに南アフリカで発見されたオミクロン株は、たちまち世界中に拡散しました。

オミクロンは武漢の幹株から独立的に変異してきた株であり、スパイクの分子構造も、それまでに流行したアルファ株からデルタ株までの新型コロナとは大きく異なります。

コロナウイルスの表面には「スパイク」と呼ばれるタンパク質が突き出ています。このスパイクの形状が太陽のコロナと似ていることから「コロナウイルス」と名づけられました。スパイクがヒトの細胞の受容体と結合することで、コロナウイルスは細胞内に侵入することができ、感染が成立するのです。

アルファ株からデルタ株までの新型コロナウイルスは、ヒトの血管壁にあるACE2という受容体と結合します。血圧を制御するACE2は血管内皮細胞に多く存在するため、感染すると血管壁を傷つけ、血栓症を誘発します。

血栓は全身の血管壁で生じますが、これが肺に集まって血管をふさぐと間質性肺炎になります。脳梗塞や心筋梗塞など、血管障害で重症化したケースが多く見られました。

試験管内での解析では、オミクロン株もＡＣＥ２受容体に結合すると考えられています(Nature)。ところが、実際のオミクロンの感染者では、血栓症や血管障害で重症化した症例は、世界的にもあまり見られません。

オミクロン株は、スパイクの部分に32箇所もの突然変異があり、プラス荷電のアミノ酸が７個も増加しました。このため、マイナスに荷電した粘膜組織の糖タンパク質に結合しやすくなり、感染力が非常に強くなりました（旧型コロナウイルスの60〜70倍）。

しかし、負荷電表面への結合力があまりにも強くなったために、ＡＣＥ２が多く存在する血管内皮細胞にたどり着く前に、鼻や喉の粘膜組織に局所的に感染することになったのです。ハエがハエ取り紙に強く結合し、その先にあるご馳走に辿り着けなくなってしまったような現象です。

オミクロンに感染すると、喉の痛みを訴える方が多数いましたが、間質性肺炎や血管障害で重症化する例は稀であったのは、そのためです。

ワクチンに効果はあったのか？

昔から「毒でなければ薬ではない」という名言があります。

毒物は、生命を維持する代謝輸送系に作用します。多く摂取すれば命を落とす危険がありますが、さじ加減することで薬として利用できるというわけです。

私たちは、健康であれば薬を必要としません。危険を冒してまで、毒物を体内に入れる必要はないからです。病気になったときは、多少のリスクがあっても、それを上回る効果が期待できれば、使用することになるでしょう。

ところが、ワクチンとなると話が違ってきます。

ワクチンは、病人ではなく健康な人に接種します。だからこそ、ワクチンには治療薬以上に有効性と安全性が高いことが要求され、何段階もの厳しい検査と長期間にわたるチェックが不可欠なのです。

製薬企業には「新薬の品質に関する書類や前臨床動物試験に加え、ヒトでの第1～2相試験や有効性と安全性を証明する12カ月の第3相試験の結果」を提出する義務があります。

それにもかかわらず、今回はパンデミックの恐怖感に煽られてこの大原則が無視され、2カ月に短縮された第3相試験でも有効性や重症予防効果が検証されないまま緊急承認されました。

接種すべきか否か――さまざまな情報が飛び交う中、ワクチン接種開始から2年が経過し、その短期効果を客観的に評価できるデータが集積されてきました。

医学誌『ランセット』に掲載された「新型コロナの遺伝子ワクチンは1400万人の死亡を防いだか？」と題する論文はその一例です（THE LANCET Infectious Diseases, 2022）。

この論文には「ファイザー社のmRNAワクチンは未だに臨床試験で有効性が実証されず、重要なデータが不備で第3相試験結果も正確に記載されていませんでした。ワクチンに期待された予防効果はなく、逆に接種回数と死亡者数が正の相関を示しているのです。すべての国々でワクチンを接種しなかった場合よりも多くの感染者と死者が発生していることが判明した」と書かれています。

145カ国のワクチン導入国で、最悪の事態が生じたのは2020年にコロナ死者が少なかった国々です。接種率が低いアフリカ諸国では、死者数は逆に低いという結果になっています。

２０２２年８月の時点で、世界で約６４０万人の新型コロナ関連死が報告されていますが、２０２０年後半〜２０２１年初頭のワクチン接種によってコロナの死亡率が低下した事実はなく、むしろ逆に死亡率が増加して高レベルで推移しています。

世界に先駆けてワクチンを接種したイスラエルでは、２０２２年の第１四半期に「コロナ危機が始まって以来最高の超過死亡数」を経験しました。

この期間中は、デルタ株までの新型コロナより危険性が低いオミクロン株が流行していましたが、ワクチン接種開始と共に超過死亡数が増加しました。

オミクロン株が優勢な米国やオーストラリアでも、ワクチン接種によって全死亡率が増加し、とくに２０２２年７月までに２回目の追加接種を行った後に死者数がピークに達しました。

ワクチン接種なしの場合と比較解析した結果、「新型コロナは危険ではなく、医療システムにも脅威ではない事実」が明らかになっています。

パンデミックの初期で、欧米での感染の全致死率は0・15％、70歳未満で0・05％未満、子どもは0・00％です。オミクロン株のリスクはさらに低くなります。

「新型コロナによって世界中で何百万人もが死亡した」という報道は誤りです。メディアによってコロナ死が過大評価されていました。

ＰＣＲ検査に関しては、検証も標準化もされておらず、科学的に不備で偽陽性率がきわめて高いことが判明しています（Corman-Drosten, Nature, 2020）。

米国での新型コロナの死亡診断書では、コロナが唯一の死因だった例はわずか５％でしたが、全例がコロナ死とされていました。イタリアでもコロナ死者の99・２％に併発疾患がありました。

これは「直接の死因に関係なく、ＰＣＲ陽性者をすべてコロナ死と報告する義務のある日本」でも同様であり、コロナ死者数の大幅な下方修正が必要です。

ｍＲＮＡワクチンと日本人の命運

デルタ株までの新型コロナウイルスでは、スパイクタンパクが血管内皮細胞を障害して血栓症を誘発し、欧米諸国を中心にかなりの被害者が出ました。

驚くべきことに、mRNAワクチンによって体内で産生されるスパイクタンパクも、同様に血栓症や血管病態を誘発することが判明しました。このため、心筋炎や脳血管障害をはじめとする多様な副作用が世界中で露呈しました。

国際論文でも、「筋肉内接種型のmRNAワクチンは免疫系を抑制してさまざまな感染症や癌を誘発させやすくすること」が報告されています。

海外ではすでにmRNAワクチンの危険性が広く知られており、ワクチン接種への圧力はもはや収束しています。

国民の8割以上が2回以上接種した日本でも、接種直後から副反応や後遺症を訴える人が続出しました。過去2年間の超過死亡数が17万人以上になっています。

ワクチン接種後の死者の大半が病理解剖をせずに火葬されてしまったため、今からワクチンと死因との因果関係を検証することは不可能になりました。ただ、ワクチン被害の実態としては、「接種後症候群」として、多数の国際論文が『ランセット』などの医学雑誌に毎日のように発表されています。医学論文のPubMedで検索してみると、コロナワクチンの副作用だけで1万件もありました（2023年8月現在）。

日本国内の学会報告でも500例以上の「患者症例報告」がなされています。とくに目立つ症状としては、心筋炎など循環器系障害による突然死、神経系の倦怠感やうつ症状、そしてがんなどです。

コロナウイルスのスパイクや遺伝子ワクチンが産生するスパイクには、エストロゲン受容体様活性があります。つまり、女性ホルモンであるエストロゲンに似た活性化作用があるのです。それが体内で産生されると、エストロゲンによって加速されるがん細胞が増殖しやすくなります。それが、乳がん、子宮がん、卵巣がん、悪性リンパ腫などが増えている原因と考えられています。


また、mRNAワクチンには免疫系を抑制する作用があります。「抗原原罪」と呼ばれる現象です。抗原原罪とは、一度感染して抗体を産生すると、次に変異したウイルスに感染しても、新しい抗体をつくろうとしない現象です。

日本人の8割の人が最初に打ったのは、初期の武漢型スパイクを産生するワクチンです。オミクロン株のように新しい変異株に対応するワクチンを打っても、免疫系で産生されるのは武漢型の抗体なのです。変異したウイルスに対応できる抗体はできないことになります。これが〝抗原原罪〟と呼ばれる免疫異常現象です。

当初「2回の接種でよい」といわれていたのが、接種しても簡単に〝ブレイクスルー感染〟が起こったため、3回目、4回目の〝ブースターショット〟が必要になりました。それでも接種後のほうがむしろ感染者が増え続けた事実を見ても、mRNAワクチンの危険性は明らかです。

mRNAワクチンの実像

mRNAワクチンの危険性に気がついた欧米では、接種希望者が激減し、大半の国民のワクチン幻想は終わりました。あのWHOですら新型コロナウイルスワクチンの強制的な接種方針を変更せざるを得ない状況になり、「健康な成人については定期的な追加接種は推奨しない」と発表しました。

一方、驚くべきことに日本では、このような状況にあってもメディアや御用学者はその後もコロナの恐怖を煽り続け、「ワクチン接種の必要性」を喧伝し、政府や厚労省は無料接種を続けています（２０２４年3月末に終了予定）。

ワクチン接種が始まった２０２１年、当時の河野太郎ワクチン推進担当大臣は「アメリカでは2億回以上このワクチンを打って、死んでいる人は一人もいない」と発言し、国民に〝安心して接種するように〟と呼びかけました。

しかし、早期に接種を開始した海外でのワクチン被害の惨状が隠せない状況になり、２０２２年12月31日のブログでは、「『運び屋』の私が『後遺症について』責任をとるなどという発言をしたことはありません」と逃げの姿勢を取り始めました。

今回のｍＲＮＡワクチンは、「新型コロナのスパイクの遺伝子をｍＲＮＡとして人に投与し、体内の細胞にスパイクをつくらせる仕組み」です。ファイザーやモデルナのワクチンがこのタイプです。

「ｍＲＮＡは短期間で分解されるので、ヒトの遺伝子（ＤＮＡ）に組み込まれることはありません」と説明されています。

しかし、「短期間で分解されないように加工したもの」が今回のｍＲＮＡワクチンです。

ｍＲＮＡは、Ａ（アデニン）、Ｇ（グアニン）、Ｃ（シトシン）、Ｕ（ウラシル）という４種類の塩基から構成されています。今回のワクチンは、ｍＲＮＡのウラシルの部分をメチル化修飾しているため、ＲＮＡ分解酵素で分解されにくい特色を持っているのです。

天然のｍＲＮＡは細胞内で速やかに分解されますが、ワクチンのｍＲＮＡは、体内でも長期間作用し、大量のスパイクタンパクをつくれるようになっています。

長期間分解されないために、「ヒトの遺伝子（ＤＮＡ）に組み込まれる可能性」もあります。

通常、遺伝情報はＤＮＡからｍＲＮＡに読み取られ（これを「転写」といいます）、ｍＲＮＡの情報によってタンパク質が合成されます。ＤＮＡ→ｍＲＮＡ→タンパク質の一方向にのみ進むというのが初期の分子生物学の理論であり、「セントラルドグマ」と呼ばれています。

しかし、エイズウイルスをはじめ、逆転写酵素を持つ「レトロウイルス」が発見され、ＲＮＡ遺伝子をＤＮＡに逆転写して組み込むメカニズムがあることが明らかになりました。

エイズウイルスなどはレトロウイルスと呼ばれますが、これは「ＲＮＡ→ＤＮＡのように逆方向に進む特色を有するウイルスの総称」なのです。今では教科書にも「セントラルドグマは間違いであった」と記載されています。

今回のｍＲＮＡワクチンの脂質ナノ粒子の表面は、ポリエチレングリコール（ＰＥＧ）と呼ばれる人工化合物で覆われています。偶然にも筆者は熊本大学時代に、このＰＥＧを用いて酵素の分子設計を行なっていました。今回のｍＲＮＡワクチン粒子がＰＥＧでコーティングされていることを知り、それが体内でどのように挙動するかがすぐにわかりました。

細胞を融合させる試薬として用いられていたＰＥＧは、細胞膜に親和性が高いという特徴があります。このために、ＰＥＧでコーティングされた分子やナノ粒子は、血中を長時間循環しながら全身の細胞に取り込まれます。肝臓、脾臓、骨髄、副腎、卵巣、精巣をはじめ、膵臓、腸管、甲状腺、乳腺など、取り込まれない組織はありません。これらの組織の細胞内に難分解性のｍＲＮＡが長期間留まると、大量のスパイクが過剰に産生されます。また、ｍＲＮＡ遺伝子のＤＮＡへの逆転写が起こる可能性も高まります。

実際、ワクチンのｍＲＮＡがヒトの遺伝子に逆転写される可能性は、早くから指摘されていました。ワクチンのスパイク遺伝子がヒトの肝細胞に逆転写された事実が論文でも報告されています。

もし、ワクチンの遺伝情報が人の細胞核のＤＮＡに組み込まれれば、「トロイの木馬」

のような状態になり、コロナのスパイクが体内でいつまでも産生され続けることになります。白血球がこれを異物として認識すれば、スパイクを産生している細胞を常に攻撃し続け、自己免疫疾患を引き起こす可能性があります。

「病原体の有毒成分を体内で産生させるｍＲＮＡワクチンは、基本的な設計ミス」です。「ワクチン」と呼ぶことで、あたかも人類を救済する医薬品のように誤解させていますが、その実態は半世紀間も失敗し続けてきた「遺伝子治療薬」の一種なのです。

プラスミドＤＮＡの混入

ｍＲＮＡワクチンについては、その信頼性を大きく揺るがす驚愕の事実も明らかになっています。

実は、ファイザー社などのｍＲＮＡワクチンのバイアル（容器）中に、存在してはならないＤＮＡが多量に混入している事実が発覚したのです。

混入していたのは「ＳＶ４０と呼ばれるサルのがんウイルスのプラスミドＤＮＡ」です。

プラスミドはリング状のＤＮＡであり、大腸菌などに入れて大量に増幅し、それを鋳型にしてｍＲＮＡを合成します。ｍＲＮＡを増産するための遺伝子工学的ツールであり、ｍＲＮＡワクチンの製造に欠かせません。しかし、最終産物のワクチンには決して含まれてはならない成分です。万一、ＤＮＡが混入していたら、これにより遺伝子組み換えが起こる危険性があるからです。

しかし、モデルナ社やファイザー社のｍＲＮＡワクチンには、この存在してはならないＤＮＡが大量に混入していたことがわかったのです（モデルナ０・03％～、ファイザー０・３％～35％）。本来であれば、鋳型として使用したプラスミドＤＮＡは完全に分解除去しなければならないのですが、分解されずに大量残っていたのです。その原因は、遺伝子を構成する塩基の一つであるウラシル（Ｕ）をメチル化して難分解性にしたことによりｍＲＮＡが鋳型のＤＮＡと強く結合し、ＤＮＡ分解酵素を阻害したためと考えられています。

しかも、ファイザー社製ワクチンには「ＳＶ40プロモーター」が大量に含まれていました（Kevin Mckernan, 2023）。これはアフリカに生息するミドリザルのがんウイルスの遺伝子として半世紀以上遺伝子工学に利用されてきたものです。しかし、今回のｍＲＮＡワクチンの産生には不要なものです。

このような得体の知れないDNAが混入したワクチンを接種すれば、人体のどこにどのような影響を及ぼすのか、まったく予測がつきません。遺伝子が損傷される場合もあれば、発がんする場合もあります。

ファイザー社製ワクチンにおける混入率に0・3%〜35%と幅があるのは、ロットによって混入の割合が異なるからです。事実、ワクチンにはロットにより死亡率や後遺症の発症率に大きな差があることが早い時期から知られていました。ロットAは接種後のリスクが高くて危険であり、ロットBは後遺症が中程度、ロットCではほとんど被害が知られていないなど、ロット間で大きな差があります。

現時点ではこの毒性の差が混入DNAの量と相関しているか否かは不明であり、接種したロットのワクチンを廃棄せず、早急に遺伝子解析する必要があります。

ワクチンを接種された人がどのロットを打たれたのか、そのデータは厚生労働省が管理しています。当初はそれが公表されていましたが、現在ではロットの管理情報が非公開になっています。

通常、医薬品の品質がロットにより異なることは許されません。たとえば、降圧剤やコレステロール降下剤などの医薬は構造式や成分が決まっており、ロットの不均一はありません。

一方、ｍＲＮＡワクチンは、鋳型となるＤＮＡからｍＲＮＡを複製してつくり、それを油膜で包むという製造プロセスが不可欠です。この油膜はリポソームと呼ばれますが、そのサイズや中に含まれる成分の量は不均一でバラツキがあります。このリポソームの中身である遺伝子の量を均一にすることは不可能であり、ある程度ばらつきが出るのは織り込み済みなのです。

油膜の中身がバラバラで不揃いのモノの中から比較的平均的なモノを抽出し、それらを混ぜ合わせてひとつのロットとして製品にします。これは製造時に差が生じるため、ロットにより品質が不均一になっても不思議ではありません。これはＤＮＡの混入量でも同じであり、ロットにより大きな差がある理由のひとつです。

こうしてｍＲＮＡワクチンは不完全であり、「何が含まれているかわからない。何が起こるのかもわからない代物」であることが露呈しました。米国政府や規制当局は成分を度もチェックさせず、ファイザー、モデルナ両社も関連データの引き渡しを拒否しています。

日本政府や厚労省も、「ワクチンはテスト済みで安全かつ効果的である」とのメーカーの主張を鵜呑みにして、ワクチンの成分試験をいっさい拒否し、ひたすら接種を推進してきました。

「自分を守るため」「愛する人を守るため」と国民に説明しておきながら、実際に接種したワクチンは人の体内でスパイクを産生し続け、血管やさまざまな臓器を傷つけています。そして、得体の知れない作用でワクチン後遺症に苦しむ多数の薬害患者を生み、多くの国民が生命を落とすことになりました。

さらに、卵巣や精巣といった次世代を生むための大事な臓器にも遺伝子ワクチンが蓄積して細胞を障害し、未来の出生数にも悪影響を及ぼしています。これが日本のワクチン行政の実態です。

インフルエンザワクチンの危険性

２０２０年に始まり、約3年半にわたって続いた新型コロナ騒動は、２０２３年5月の「5類への移行」によって、ひとつのターニングポイントを迎えました。人びとは過剰反応をやめて、ようやく日常生活を取り戻しつつあります。

しかし、これは「終わりの始まりに過ぎない」と考えられます。

巨万の利益に味を占めたグローバル製薬企業は、日本を格好のターゲットとして着々と準備を進めています。

そのひとつが、インフルエンザワクチンです。

従来のインフルエンザワクチンは不活化ワクチンでした。これは感染力を失わせた弱毒化したインフルエンザウイルスをもとにつくるワクチンで、ニワトリの卵を使って製造されてきました。この従来型ワクチンは、製造するのに半年以上の時間を要しました。南半球で流行したタイプを調べ、次年度の冬に北半球で流行する型を予測してつくっていました。

しかし、このインフルエンザワクチンも、新型コロナワクチンと同じｍＲＮＡ型に取って代わられつつあります。ｍＲＮＡワクチンなら、１カ月もあれば簡単に新しい型を製造できるからです。

モデルナ社は、すでにｍＲＮＡ型インフルエンザワクチンを開発済みで、２０２３年度に北半球のインフルエンザシーズンにその有効性の確認試験を実施しようとしています。

事実、２０２３年夏には、Meiji Seikaファルマ社が米国アルカリス社と共同で、経済産業省の「ワクチン生産体制強化のためのバイオ医薬品製造拠点等整備事業」の採択を受け、ｍＲＮＡワクチン専用の製造工場を福島県南相馬市に完成させました。この工場はすでに操業を開始しています。

また、現在新たに12種類以上のｍＲＮＡ型インフルエンザワクチンが開発されつつあり、これが世界初の大規模治験として日本人に接種されるのは時間の問題となっています。

インフルエンザウイルスは、上気道粘膜にあるシアル酸に結合して感染します。シアル酸は赤血球や大半の細胞膜表面にも高濃度で存在します。そのため、かつてはインフルエンザの臨床診断には、「赤血球凝集反応」が利用されてきました。これはインフルエンザウイルスのスパイクが赤血球膜表面にあるシアル酸に結合して赤血球を凝集させるので、この反応を利用して臨床診断していたのです。赤血球を凝集させるインフルエンザのスパイクタンパクは「ヘムアグルチニン」と呼ばれています。

現在では「抗原検出キット」などで簡便に検査できることから、煩雑な赤血球凝集反応は利用されなくなりました。そのため、医学部では「赤血球凝集反応」などの講義をする時間もなくなり、インフルエンザのスパイクが赤血球を凝集させることを知らない医師も少なくありません。

インフルエンザウイルスのこのような特性から、mRNAワクチンにより体内でスパイクタンパクを産生させると、接種者の赤血球が凝集反応を起こすことになります。

シアル酸は、赤血球のみならず、血管内皮細胞や多くの組織細胞の膜表面に存在します。このために、mRNAワクチンによって体内でスパイクタンパクを産生している細胞のみならず、スパイクが膜表面に結合した全身の細胞が〝感染細胞〟と誤認されて免疫系の攻撃対象となり、自己免疫疾患を誘起する可能性が危惧されます。

mRNAワクチンで病原体のタンパク質を体内で産生させると、ウイルスの種類に関係なく多数の細胞が免疫の攻撃対象となり、自己免疫疾患を誘起することになる。このようなことから、海外の多くの国々でmRNAワクチンの需要は急速に冷え込んでいます。

もともと、このmRNAを使う方法は遺伝病の治療法を目指して開発されたものです。欠損した遺伝子をmRNAによって補い、必要なタンパクをつくらせようという試みでした。しかし、これはことごとく失敗してきました。遺伝病の治療薬開発に失敗したこの技術を転用したのがmRNAワクチンです。

新型コロナのmRNAワクチンは、産生したスパイクが血栓をつくり、血管障害やさまざまな循環器系の疾病を引き起こし続けています。インフルエンザのmRNAワクチンもスパイクのヘムアグルチニンタンパクがシアル酸に結合すると赤血球を凝集してしまいます。

mRNAワクチンは、体内で病原体のスパイクタンパクをつくらせる方法です。病原体の異種タンパクをつくっている細胞は、すべて感染細胞として認識されるので免疫の攻撃対象になります。すべてのmRNAワクチンは、自己免疫疾患を誘発するという基本的なコンセプトミスを抱えているのです。

主要メディアは、ワクチンによって抗体が上がるか上がらないかにばかり注目していますが、まったく別次元のきわめて重大な問題に目を向けるべきです。

自己増幅型レプリコンワクチンと疑似ウイルスの誕生

今、グローバル製薬企業は、すべてのワクチンをmRNA型に置き換えることを決めて活動を続けています。

これを受けた日本政府は、経済産業省の補助金（日本国民の税金）で20社近い企業や大学にmRNAワクチンの生産体制を構築させつつあります。前項で触れた福島県南相馬市の生産工場は、その筆頭としてすでに稼働が始まっています。

ここで製造されるmRNAワクチンには、「自己増殖型レプリコンワクチン」と呼ばれる次世代型も含まれています。

レプリコンワクチンは、接種後にヒトの細胞内でmRNAを自己増殖させる遺伝子をパッキングしています。スパイクのmRNAが細胞内で自己増殖するので、これまでのmRNAワクチンと較べて接種量が1／10～1／100で済み、免疫刺激が長期間持続すると期待されています。

既存のワクチンによる抗体が数か月で低下するのに比べ、レプリコンワクチンは抗体が長期間維持されるため、年1回程度の接種でも効果があり、副反応も軽減できる可能性があるとされています。しかし、それを裏づける実験データはありません。

本来、ウイルスには自己増殖機能はありません。ウイルスは感染した細胞の遺伝子複製機能を乗っ取って増殖します。

しかし、自己増殖可能なレプリコンワクチンは、「自己増殖能を獲得した新型疑似ウイルス」と考えることができます。

からだの中の細胞は、エクソソームと呼ばれる細胞膜に包まれたカプセル状の小胞を分泌しています。この中には遺伝子情報（RNA）や酵素タンパクなどが含まれており、細胞間で手紙をやり取りするような情報伝達機能を果たしています。

レプリコンワクチンを接種された細胞内では、スパイクのmRNAが増殖し、その遺伝子を含んだエクソソームが細胞の外に分泌されます。これがいわば「疑似ウイルス」となって、〝体内感染〟をくり返すのです。

このエクソソーム=疑似ウイルスは、ヒト体内の37兆個の細胞のどこででも増殖することが可能です。これが、呼気、母乳、唾液、精液、汗などから体外に排出されれば、他者に感染する可能性もあります。

たとえ自分がワクチンを打っていなくても、ワクチンの接種者から「疑似ウイルス」を〝感染〟させられる可能性があるのです。これは従来型のmRNAワクチンでも「シェディング」と呼ばれる現象で知られています。

レプリコンワクチンは、「シェディングを介して感染拡大する最小単位の人工ウイルス」と考えることが可能です。これが体外に放たれたなら、天然のウイルスと同様に突然変異で野生化する可能性も考えられ、既存のウイルスを超えた「自己増殖型スーパーウイルス」に進化する危険性すらあります。

レプリコンワクチンは、「全国民分を短期間で製造可能」であり、「微量接種なので副作用も少ないのがメリット」とされていますが、これまでにそのようなデータは確認されていません。逆に、これまで以上に深刻な薬害を起こす可能性が高い代物です。

mRNAワクチンのデメリットが周知されている海外の国々では、mRNAワクチンビジネスはすでに終わりました。事実、２０２３年10月時点でのファイザー社の株価は急降下しつつあります。このためにグローバル製薬企業は、次世代型ワクチンと称する「自己増殖型レプリコンワクチン」を日本国内で製造し、日本人を対象に治験を行い、国内外に販売する予定です。これは実質的には「治験と称する世界初の人体実験」と言っても過言ではありません。

新型コロナは人工ウイルスなのか

新型コロナと旧型コロナは、遺伝的に約50％の類似性を有するコロナ風邪ウイルスの仲間です。新型コロナは、２０１９年の秋に突如として出現し、翌年からパンデミックになりました。

この新型コロナの誕生に関しては、自然発生説や人工ウイルス説など、さまざまな憶測が飛び交っています。

武漢の新型コロナウイルスの遺伝子配列が中国のキクガシラコウモリの配列と酷似していることから、当初は「武漢の海鮮市場で売られていたコウモリから人に感染して広がった」と説明されていました。しかし、この海鮮市場でコウモリを販売していた事実は確認されていません。

この感染騒動を鎮圧する目的で最初に武漢に駆けつけたのは、中国共産党の生物兵器研究者だったといわれています。この街には、危険な病原体を研究するためのP４施設（最も危険性の高い病原体を扱うことのできる施設）を有する武漢ウイルス研究所がありました。この研究所はオバマ政権時代に米国やフランスなどが支援して開設されたものです。

ゲノム科学の専門家らの間では、「不自然な遺伝子変異の特性から、新型コロナが自然発生したウイルスである可能性は限りなく低い」と考えられています。

その代表者は、エイズウイルスの発見でノーベル賞を受賞したフランスのモンタニエ博士です。博士は早い時期から、〝武漢ウイルスの実態や遺伝子ワクチンの危険性〟に関して警鐘を鳴らしてこられました。日本の著名な研究者の中にも、同様の説を提唱する人が複数名おられます。

新型コロナウイルスは、はたして人工ウイルスであるか否か——その疑いは、オミクロン株の出現によって、きわめて濃厚になりました。

新型コロナウイルスは、出現時から次々と変異していますが、新変異株やそこから枝分かれした亜株まで、詳細なゲノム解析がなされています。初期のアルファ株からデルタ株までのウイルスで最初に出現した親株の遺伝子情報をくわしく調べてみると、ランダムに起こる通常の突然変異では見られない不自然な変異が起こっていたのです。

その中でもオミクロン株での変異の特色は、ずば抜けて不自然なものです。すでに世界中にはさまざまな変異を遂げた株が見つかっていますが、当初発生した武漢型から変異した株と比べると、スパイ クに32箇所もの変異が存在し、プラス荷電のアミノ酸が7個も増加していました。このように多くの変異が一気に生じる可能性はきわめて低く、自然界では起こりにくいと考えられています。

通常、RNAウイルスの遺伝子の4種類の塩基A、C、G、Uの3個の組み合わせに対応してアミノ酸の種類が決まります。たとえば、AUGはメチオニンというアミノ酸、GAAはグルタミン酸に対応しています。

この関係は遺伝暗号や遺伝コードなどと呼ばれ、これらのアミノ酸に対応する3つの塩基配列のグループを「コドン」と呼びます。このコドンの配列では1~2番目の塩基が突然変異で入れ替わると、タンパク質に翻訳される際にアミノ酸が変化しますが、3番目の変異では変わりません。遺伝子の突然変異はランダムに起こるので、最初に出現する変異ウイルスでは3種類の塩基がランダムに変異するのが自然です。

しかし、新型コロナウイルスでは最初に出現した新株の大半が1~2番目の塩基変異のみが見られるという不自然な特徴があります。とくに、きわめて多くの変異部位を有するオミクロン株では、この不自然さが飛び抜けて目立っているのです。

しかし、これらの新株が誕生した後に出現してくるすべての変位株（亜株）では、コドン中の3種類の塩基がランダムに変異している自然な現象が認められています。これらの事実から、オミクロン株をはじめとする新型コロナ株の大半が〝機能獲得実験による人工的ウイルス〟である可能性が強く示唆されています。

しかし、このような議論が『ネイチャー』や『サイエンス』などの学術論文に掲載されることは稀です。迂闊に口にしようものなら、〝怪しげな言説を吹聴する陰謀論者〟とのレッテルを貼られ、医学者としての信用を抹殺される可能性があります。

そのため筆者は、これまで慎重に言葉を選びながら〝新型コロナの特色や遺伝子ワクチンの危険性〟などに関する情報を発信してきました。YouTubeなどでは新型コロナや遺伝子ワクチンに関する発言はタブーとされており、その歴史的な事実を述べただけでもすぐに削除されてしまいました。

日本のメディアが報じない、以下の事実があります。

ファイザー社の内部告発者の発言や覆面取材などで、「同社がウイルスの機能獲得試験と人工的新株ウイルスに対するmRNAワクチンを開発していた事実など」が明るみに出てきました。新規開発されたmRNAワクチンは、機能獲得試験で人工的に造られた変異株のスパイクに対応する遺伝子構造を有しているのです。

米国議会や大手メディアなどでは、「今回のパンデミックに関しては、当初から米国の国防総省DARPA（国防高等研究計画局）が軍事問題として陣頭指揮を取り、アメリカ国立衛生研究所（NIH）も関与した形でファイザー社やモデルナ社へ遺伝子ワクチンの開発注文を行ない、協力した製薬企業に全面的な免責を与えていたこと」などが報道されています。事実、mRNAワクチンに関してはモデルナ社とNIHが特許を取得していることも判明しています。

これと関連し、米国議会小委員会の公聴会で、疾病管理予防センター（CDC）のロバート・レッドフィールド元所長が「国立衛生研究所（NIH）のアンソニー・ファウチ博士が武漢研究所でのウイルス機能獲得研究（gain-of-function）に対して米国の公的資金を提供していたことは疑問の余地がない。そこで作成された新型コロナウイルスが漏出してパンデミックとなった可能性がきわめて高い」と議論されています。

（https://twitter.com/i/web/status/1633882887601651713 …、https://youtube.com/live/aXXWRaM-sWQ?feature=share… via：Mar 10, 2023)。

実は、オバマ政権時代にファウチ博士を介して、米国のCDCやNIHなどの公的資金が武漢病毒研究所での「ウイルス機能獲得実験」に使用されていた事実も発覚しています。新型コロナの誕生には、米国も重要な役割を担っていたのです。

今回のパンデミック騒動や安全性不明の遺伝子ワクチンの半強制的接種の背景には、米英独仏や中国を含むグローバルな巨大利権集団が関与している可能性がきわめて濃厚であることが判明しています。

また、米国防総省が最初から新型コロナや遺伝子ワクチンを陣頭指揮していた事実は、これらが「生物兵器」として利用されている可能性を示唆します。

人為的パンデミックと生物兵器のｍＲＮＡワクチン――今回のパンデミック騒動と遺伝子ワクチンの背景には米英仏や中国を含むグローバル利権集団が複雑に関与し、人類史上例を見ない薬害犯罪を暴走させたことが明らかにされつつあります。

そのような背景がありながら、日本では経済産業省の助成金で福島県南相馬市にｍＲＮＡ製造の専用工場が建設されました。また、埼玉県北本市（第一三共バイオテック）や久留米市リサーチパーク（VLP Therapeutics Japan）にも同様のｍＲＮＡ工場が建設されています。日本国民の税金を投入した補助金に絡め取られ、ｍＲＮＡワクチンビジネスから逃れられなくなっている日本の現実がそこにあるのです。

第 2 章

打ってしまった〝ワクチン解毒〟のための処方箋

ワクチンのリスクを軽くする食事法

mRNAワクチンは基本的に設計ミスですが、すでに日本国民の8割が2回のmRNAワクチンを打ちました。3回目、4回目……と接種を重ねている方も少なくありません。すでにワクチンを接種してしまった場合、どうすればその後のリスクを軽減できるのでしょうか。残念ながら、今のところ医学的に「こうすれば毒性を確実に軽減できる」という論文はほとんど報告されていません。mRNAワクチンの副作用や後遺症と戦う基本は、自分の免疫力です。

しかし、人々の顔つきが異なるように、免疫系も百人百様です。ヒトの血液型も免疫の表現形のひとつですが、なぜかA型のヒトは新型コロナに1・4倍もかかりやすいことが知られています。ビール一杯だけで真っ赤な顔になる人もいれば、日本酒を一升飲み干してもびくともしないという人までいるように、遺伝子の特色には大きな個体差があります。

Aさんに有効だった方法が、Bさんにも確実に有効であるとは限りません。これは遺伝子ワクチンの毒性発現にも個人差がある現象と関係しています。そのため、ワクチンの毒性を軽減するには、有効性と安全性と経済性に留意しつつ、自分の体で慎重に試すしかないのです。

今回のワクチン接種では、さまざまな副作用や後遺症が報告されています。その多くは、このワクチンが血栓をつくることに起因しています。

そこで、血管内で血栓をつくらせないことが重要です。この血栓は、ワクチンによって産生されたスパイクと受容体であるACE2が結合して、血管内皮細胞が障害されることにより生じます。そのため、両者の結合を阻害することが重要になります。

これらのコロナワクチン後症状については、まずは医療機関による対処が必要です。コロナワクチン後症状には、「疲労倦怠感、息切れ、動悸、関節痛、筋肉痛、咳、喀痰、胸痛、脱毛、記憶障害、頭痛、集中力低下、抑うつ、味覚障害、嗅覚障害、下痢、腹痛、睡眠障害、筋力低下などが」あります。

これらの症状は第五波デルタ株までの新型コロナ感染の後遺症でも見られます。そのため、新型コロナ感染症 診療の手引き「罹患後症状のマネジメント」も参照してください。(https://www.mhlw.go.jp/content/001159406.pdf)

なお、これらの症状の多くは時間経過とともに改善することもありますが、遷延することもあります。これらには、各症状に応じた対症療法が基本となります。後症状には、地域の医療機関で対処できるものが少なくありません。まずは、かかりつけ医や地域の医療機関にご相談ください。

「有志医師の会」のメンバーが多くの後遺症患者さんを診察治療していますので、ホームページからご相談ください。

なお、大阪府泉大津市のように、自治体によっては相談窓口や診療可能な医療機関リストを作成しているところもありますのでホームページでお調べください。

以上を踏まえた上で、この章では、医師の処方が必要な薬以外で、国民が安心して利用できる有効な食品成分をいくつか紹介することにします。

①「カテキン」「エピガロカテキンガレート」を摂る

お茶に含まれる成分に「カテキン」やその仲間である「エピガロカテキンガレート」があります。エピガロカテキンガレートはお茶の渋み成分であり、熱めのお湯で時間をかけて抽出することで高濃度に摂取できます。

カテキン類には抗酸化作用があるとされていますが、もっと重要な機能は「タンパク質に結合して代謝に影響する性質」です。カテキンを渋いと感ずるのは、〝苦味受容体〟に結合するからです。この受容体はＴＲＰと呼ばれる味覚の〝苦味受容体〟です。この〝苦味受容体〟は毒物の検知センサーとしても機能しています。エピガロカテキンガレートはコロナウイルスのスパイクにも結合し、スパイクがＡＣＥ２と結合する反応を阻害することが明らかにされています。

寒い冬の来客には、〝まずは一服〟とあたたかいお茶を出していました。実は、〝あたたかいお茶は風邪予防の頓服薬〟として習慣化されてきた嗜好品なのです。高分解能のＸ線解析で調べた結果、われわれが日常的に口に入れる嗜好品の成分では、エピガロカテキンガレートがコロナのスパイクに最も強く結合する予防因子であることが判明しています。

新型コロナ騒動が始まって以来、私は普段よりも渋めのお茶を朝夕と帰宅時にウガイを兼ねて飲んでいます。とくにオミクロン時代におすすめしたいのがお茶のカテキンです。お茶の葉を粉状にして摂取したり、料理に加えて食べることもおすすめです。

②「ターメリック」を摂る

カレーのルーなどに含まれる「ターメリック」というスパイスがあります。これはウコンの根茎を乾燥させて粉末にしたものです。

カレーを作ると、調理に使った鍋やしゃもじが黄色に着色することがあります。しゃもじの場合は洗剤で洗っても色がなかなか取れません。これはターメリックが水にも油にも溶ける両親媒性物質であり、水と油の境界面に集積する性質があるからです。

このようなものをスパイスとして調理に利用することにより、スパイクがACE2と結合することを阻害することができます。ターメリックと新型コロナのスパイクタンパクとの結合もX線解析で調べられており（Interprotein社報）、エピガロカテキンガレートと同じ効果があります。

インドでは毎食のようにカレーが食べられていますが、これは感染症対策として重要な役割を果たしています。高温多湿の地域で使われるスパイスの多くは、感染症対策に有効な成分を含んでおり、調理文化のレシピとして生活に組み込まれてきたのです。

③「ノビレチン」を摂る

昔から、「ミカンをたくさん食べると、風邪を引きにくい」と言われてきました。柑橘類に含まれる「ノビレチン」という成分には、血糖値の上昇を抑えたり、アレルギーや炎症を抑制したりする効果が知られています。このノビレチンもコロナのスパイクタンパクに結合して予防作用を発揮することが知られています。ノビレチンはシークワーサーやタチバナにも多く含まれています。黄色に熟す前の青色の皮のほうが豊富です。

また、「森と海の守護神」といわれるフルボ酸もおすすめです。

④「ナットウ」を摂る

血栓は血液が凝固して生じるフィブリンタンパクの塊です。それを分解する酵素として「ナットウキナーゼ」と呼ばれるタンパク分解酵素が知られています。ナットウキナーゼは、その名の通り納豆に含まれています。納豆の発酵過程で納豆菌が産出するタンパク分解酵素であり、血栓を溶かして血流を改善し、高血圧の予防にも効果を発揮します。このナットウキナーゼが、コロナやｍＲＮＡワクチンで産生されたスパイクタンパクも分解することが知られています。

血栓は、血流が緩やかになったり停滞したときに、できやすい性質があります。長時間同じ姿勢で動かないと、血流が滞って静脈に血栓ができるのが「エコノミークラス症候群」です。

同じ納豆でも、朝食べるのと夜食べるのでは効果が違います。血流が滞りやすい時間を考慮して納豆は夜食に取ることをおすすめします。

⑤食物繊維を摂る

免疫系の約7割は、腸内細菌のバランスによりコントロールされています。腸内フローラの多様性があるほど免疫系の守備範囲が広く、抵抗力や復元力が強まります。腸内細菌の調整には食物繊維が重要です。デンプンなどは小腸でほとんど分解されて吸収されるので、腸内細菌の餌にはなりません。大腸まで分解吸収されずにたどり着くのが食物繊維です。胃や小腸で分解されにくい食物繊維が腸内細菌の主食となります。

食物繊維は、海草や根菜類に多く含まれています。メカブ、ワカメ、モズクなどの海藻類は、ぬるぬるしています。これは「アルギン酸」や「フコイダン」という食物繊維に水分子が多く結合することによりヌルヌルになるのです。

アルギン酸やフコイダンには、マイナスの荷電がたくさんあります。水はH_2Oですが、Hの部分にはプラスの性質があります。そこで海藻類のマイナス荷電と水分子のプラス荷電が引き寄せ合います（水素結合）。このような特徴があるために、昆布等のぬるぬるが腸内で水分を保持して便秘の解消にもつながります。

海藻のマイナス荷電のところには、ナトリウム、カリウム、鉄、マグネシウム、亜鉛、カルシウム、銅など、生命維持に必須のミネラルも結合します。

日本人は昔から昆布、ワカメ、海苔などの海草類をよく食べてきました。これは腸内フローラの環境を整えるとともに、必須ミネラルをバランスよく摂取するための優れた食習慣です。

食物繊維の種類としては、海藻などの水溶性食物繊維（ヌルヌル成分）や根菜類の不溶性食物繊維を１：２の割合で摂ることが大事です。

腸内細菌は、食物繊維を分解して短鎖脂肪酸を産生します。短鎖脂肪酸は、ＧＰＲ43という受容体と結合することで、体脂肪の蓄積（肥満）を抑制します。また、「交感神経を活性化し、エネルギー消費量がアップして基礎代謝が亢進する」「ミネラルの吸収を促す」「腸内フローラの多様性を維持する」「腸での炎症を抑えて免疫系の暴走を抑制する」など、さまざまな作用があり、健康に重要な成分です。

短鎖脂肪酸は、発酵食品にも多く含まれています。海藻類、根菜類がたっぷり入った「具だくさんのみそ汁」で食物繊維を多く摂るのが最適な方法です。

⑥抗酸化作用のあるサプリメントを摂る

炎症反応が亢進している時には、抗酸化作用のあるサプリメントを摂るのも一つの方法です。「グルタチオン」「ビタミンC」「ビタミンE」などは、ドラッグストアやコンビニで買うことができます。薬と比べて、安全で安価というのが魅力です。

グルタチオンは消化管内や血中ではすぐにシステイン、グルタミン酸、グリシンと呼ばれるアミノ酸に分解され、肝臓をはじめとする全身の組織に取り込まれてグルタチオンに再合成されます。この3種類のアミノ酸の中で、グルタミン酸やグリシンは体内で合成されるため、システインが制限因子となります。このシステインは、N-アセチルシステイン（NAC）と呼ばれる安価なサプリメントでも摂取可能です。

システインの多くはタウリンに代謝され、心臓に高濃度蓄積して保護作用を発揮します。これには高濃度のタウリンを含有したドリンクが安価です。グルタチオン、システイン、タウリンはいずれも解毒代謝の重要成分でもあり、重症感染症や後遺症の軽減などにおすすめです。

ワクチン後遺症では、浦島太郎の伝説にちなんだ「玉手箱症候群」と呼ばれる病態が知られています。遺伝子ワクチンが産生したスパイクが全身の血管を障害することにより老化を促進するのです。「人は血管とともに老いる」と言われるように、血管障害が老化の最大の原因です。これが、スパイクで「玉手箱症候群」が起こる理由です。

ｍＲＮＡワクチンを接種する回数が増えるたびに、全身の血管障害で老化速度が加速されていきます。事実、遺伝子ワクチンの頻回接種後に〝急に老けた容貌になった方〟が多くおられます。ワクチンを接種しないと舞台に出してもらえない芸人やタレントにも「玉手箱症候群」の被害者が多くおられます。

筆者は、パンデミック騒動やワクチン後遺症とは無関係に、自分で血管を元気にして『医者いらずの健康長寿を目指す方法』を30年以上研究してきました。これは〝動脈マッサージ〟と呼ばれる方法で、これに関しては後で述べます。

羊肉や牛肉に多く含まれている「カルニチン」はアミノ酸の仲間であり、ミトコンドリアで脂肪をエネルギーに変換する重要な成分です。エネルギー代謝の盛んな心臓、脳、腎臓、肝臓などで重要な保護作用を発揮し、血管や神経系の炎症性障害を抑える保護作用が知られています。カルニチンはサプリメントもあり、スパイクによる血管障害や後遺症の予防軽減にもおすすめできます。

このように、私たちの身近にある食材や安全で安価なサプリメントをうまく組み合わせることにより、ワクチンの毒性を軽減して健康を維持することが大切です。

⑦手作りのおいしいものを食べる

私たちは、体にいいものを口に入れると「おいしい」と感じます。これは舌の味覚受容体が「体にいいもの」という情報を検知しているからです。

そのために、おいしくないものは食べるべきではありません。「おいしい」と感じるものを食べることは、健康・栄養面でも感染症対策として重要です。

残念ながら、現代ではそのような食の基本がないがしろにされています。手間をかけずにすぐ食べられるコンビニ食やインスタント食品に頼る人が増えています。これは健康維持や生体の免疫システムにとって好ましいことではありません。

コンビニやお総菜売り場で出来合いのものを買って食べる生活を見直し、毎日、自宅で食事をつくることが、健康にも免疫系にもよい食生活なのです。

筆者も自宅でよく調理をします。冷蔵庫には、塩こうじ、醤油こうじ、味噌こうじの3種類があり、それに野菜、肉、魚などを漬けています。そこから食材を取り出せば、15分ほどで数種類の料理ができあがります。材料だけ買って帰って自宅で調理すれば経済的でもあり、自分好みにおいしく調理できます。日々の食事では、麹菌の力を生かす「錬〝菌〟術」で免疫力を高めることをおすすめします。

16時間断食のすすめ

細胞が持っている機能のひとつに「オートファジー」があります。オートファジーとは、「自食作用」のことで、細胞内に異常なタンパク質が蓄積した際に、それを分解して細胞内を正常に保ちます。このような食作用は細胞間でも起こり、傷害された細胞が健常なマクロファージ（貪食細胞）に食べられて除去されます。いってみれば、元気な細胞が傷ついた細胞を排除して、生体内の恒常性を保つ細胞学的な手術が行われるわけです。

このオートファジーを促進させるのが「断食」です。

餌がなければ共食いを始めるのが生物の基本です。細胞による〝共食い〟ともいえるオートファジーは、体内で栄養が枯渇してきた際に活性化されます。

実は、イスラム教のラマダンや仏教等で行われる断食行は、感染症対策から進化してきた宗教的儀式であり、これが教えとして続いてきたものなのです。

スパイクで自己免疫的に障害された細胞を、この仕組みで排除することができます。

第二次世界大戦後にシベリアに抑留され、厳寒のもとで過酷な労働を強いられた数十万人もの日本人がいました。多くの方が亡くなられましたが、生きて帰ってこられた方も多数いらっしゃいます。この極限的断食状態が続く中で、体内では元気な正常細胞だけが生き残ることができたのです。これがいわゆる長寿遺伝子の活性化にもつながっていました。

現代ではそれを安全に行うことが可能です。しかし、栄養失調の状態で断食をやると、危険な状況になるので注意が必要です。

筆者がおすすめする安全な方法は、「16時間ファスティング」です。

夕食は19時頃までに済ませ、その後は何も食べずに就寝します。翌日の朝食は食べずに、昼頃まではお茶やミネラルの入った水分補給にとどめます。そして昼にはしっかり食事をとります。これなら朝食を抜くだけですから、それほど苦労せずに16時間の断食が実行できます。

この16時間ファスティングは糖尿病の治療法としても有効です。その意味ではワクチン接種の有無に関係なく、どなたにでも16時間断食をおすすめできます。お金もかからない上に食べる量も減るので、経済的でもあります。

場合によっては4日間の本格的断食も有効です。しかし、これは正確な知識で厳密に行う必要があります。中途半端に行うと危険でもあり、リバウンドで逆効果になることが少なくありません。参考までに4日間断食を紹介します。この断食の基本は、①毎日十分量の水（2L／日）を摂取する。水分はできるだけ緑茶で補給する。②市販の総合ビタミン剤やミネラルのサプリメントを利用して代謝のバランスを整える。③断食中に摂取するのは、生野菜のスムージー、無調整豆乳、豆腐、そして夜食に納豆を毎晩2パックなど。④4日間断食終了後はゆるやかに16時間ダイエットに移行する。これが4日間断食の基本です。これにより、ワクチン由来の有毒スパイクで傷害された組織成分やスパイク産生細胞をオートファジー作用で除去できます。これらの長期の断食は「減食→断食→回復食」の流れで日数をかけて行います。しかし、自己流で行うのは栄養失調などで逆効果になります。4

日間以上の断食は、断食道場など専門家の指導のもとで行うことをすすめます。

握力、顎力、歩行力で身体能力を強化する

私たちの免疫系を総合的に制御しているのは脳腸相関と呼ばれる仕組みです。腸と脳を健全に保つことが免疫系のレジリエンス強化につながり、健康維持にも重要です。

ここまで述べてきたことは、主に腸を介する健康法に関する内容でした。では、脳を介する健康維持に寄与するのは何でしょうか。

それが「握力」「顎力」「歩行力」の3つです。

握力は手を使うことにより鍛えられます。手には多くの神経が分布しており、これが脳内の神経活動と深く関係しています。そのため、認知症の予防でも手や指を使うことが重視されています。

ピアノを弾く、楽器を演奏する、絵を描く、文字を書く、裁縫、料理など、手を動かすことで脳が刺激されます。脳が刺激されるとエネルギー代謝が盛んになり、脳血流が増加

します。これにより脳内の動脈が開いて血流が増加し、動脈がマッサージされることになります。日ごろから手や指を動かす習慣を身につけることは、脳機能の維持にも大切です。

「顎力」のガクリョクとは、勉強をする「学力」ではなく、噛《か》む力、顎《あご》の力という意味です。噛むことにより、三叉神経や顔面神経のみならず脳内も刺激され、脳血流が増加して全体が活性化されます。

食べ物を口に入れて噛むと顎や唇や頬の筋肉が活動し、飲み込むときには舌や口蓋などの多くの筋肉が使われます。口の中やその周辺のさまざまな感覚情報が脳に送られ、脳からは運動をコントロールする指示が伝達されます。このように、噛むという運動によって、さまざまな情報がやりとりされて脳が活性化されるのです。

たとえばスルメのように噛みごたえがあり、よく咀嚼することが必要な食べ物を食べたり、ガムをかむことも顎力を介して脳を活性化する有効な方法です。

「歩行力」は、文字通り足を使って歩くことです。歩くことで脳は活性化します。動物とは「動く物」です。ヒトも動物の一種ですから、適度な運動は欠かせません。あえて運動のための時間を取らなくても、歩行力だけなら「目的地の一駅手前で降りる」「近距離ならタクシーを使わない」「エレベーターやエスカレーターを使わず階段を使う」など、日常の中で工夫できます。

ただし、ひとつだけ注意していただきたいことがあります。それは、体力をつけるために激しい運動をするのは逆効果になるということです。事実、ワクチン接種後に多くのスポーツ選手が倒れたという例が多く知られています。激しい運動は血管系に負荷をかけて血栓症のリスクを増大させる恐れがあり、ワクチンを接種された方は激しい運動は控えるのが賢明です。

「握力」「顎力」「歩行力」をしっかり機能させれば、脳の90%以上の神経細胞が活動してエネルギーが消費されます。このために脳では酸素が必要となり、神経の支配領域の脳血管が拡張して血流が増加します。このように神経細胞に酸素と栄養が補給されることで、脳の動脈も刺激されて機能し続けることができるのです。

その結果、脳の動脈もやわらかく維持されて動脈硬化のリスクが低下し、脳卒中や認知症の予防につながります。

「握力」「顎力」「歩行力」の強化は、誰でもすぐに取り組むことができます。これが脳の活性化を通して免疫力を向上させるための処方箋です。

血管マッサージ

「人は血管とともに老いる」といわれます。

何度も指摘している通り、今回の遺伝子ワクチンは血管を障害して血栓をつくります。ワクチン後遺症を予防軽減するには、血管を若く健康に保つことが重要になります。

高血圧、動脈硬化、脳卒中、心筋梗塞を引き起こす血栓のほとんどは動脈で生じます。一方、エコノミークラス症候群は静脈の血栓症です。今回のコロナやワクチンのスパイクによる血栓症は、動静脈の障害による血栓症が原因です。

このような血管リスクへの対処法として、筆者が提唱しているのが「動脈マッサージ」です。

静脈は圧が低いために、切れても出血死することはありません。このため静脈は皮膚表面に近い部位を走っています。

これに対して高圧の動脈は、主に筋肉と骨の間、筋肉と筋肉の間などの深い部分を走っています。切れると失血死するからです。腕を輪切りにすると、深いところに動脈、浅いところに静脈が走っているのがわかります。

この深い部分にある動脈をマッサージすることで、動脈、静脈、リンパがすべて一気通貫でマッサージされて血栓症の予防になるのです。

動脈マッサージのやり方は、いたってシンプルです。通常のマッサージのように筋肉を普通にもむのではなく、深い部分の動脈に圧がかかるように、自分の指で皮膚を骨に向かって押しつけます。

皮膚を骨に押しつけるようにしごくと、その間を流れる動脈も静脈もリンパ管も同時にマッサージされることになります。これが「いつでも、どこでも、誰でもできる動脈マッサージ」の方法です。

しごく強さは、弱すぎず、強すぎず、「痛気持ちいい」程度の力加減で行います。ただし、痛みのある部位は慎重に行ってください。

①指の血管をほぐす

まず、両手の指を組みます。組み合わせた指のつけ根をぎゅっと締めつけると、内部の血管が刺激されます。そして、ねじりながら指を引き抜きます。

次に、指を一本ずつしごいていきます。片方の手で指を一本ずつ握り、グリグリと回転させながら引き抜きます。左右すべての指をマッサージしたら、これだけで手の血流が増加して温くなります。

②手のツボを押す

親指と人差し指のつけ根の間に「合谷《ごうこく》」というツボがあります。図のように反対の親指で押さえると、痛気持ち良いところが分かります。そこを親指で強く押すと、鍼を打ったのと同じように経絡を介して血流が改善されます。

また、手の平の真ん中あたりに「労宮《ろうきゅう》」というツボがあります。正確なツボの位置がわからなくても、指を組み合わせ、親指で反対側の手のひらを押さえると、心地よい痛みを感じる場所があります。そこが労宮であり、これを親指で強く押して刺激すると血流が改善します。

1　指の血管をほぐす

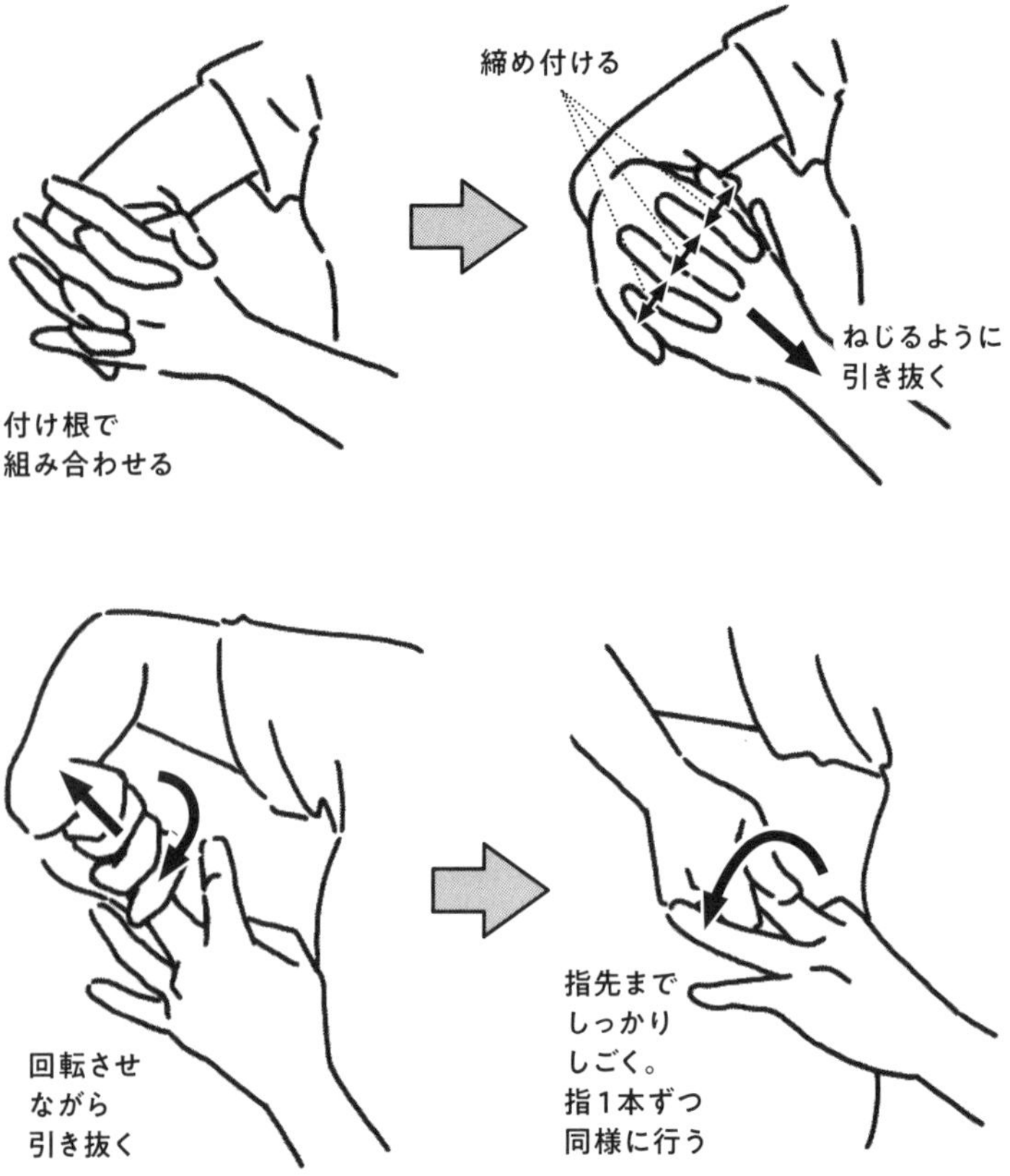
付け根で
組み合わせる
締め付ける
ねじるように
引き抜く
回転させ
ながら
引き抜く
指先まで
しっかり
しごく。
指1本ずつ
同様に行う

2 手のツボを押す

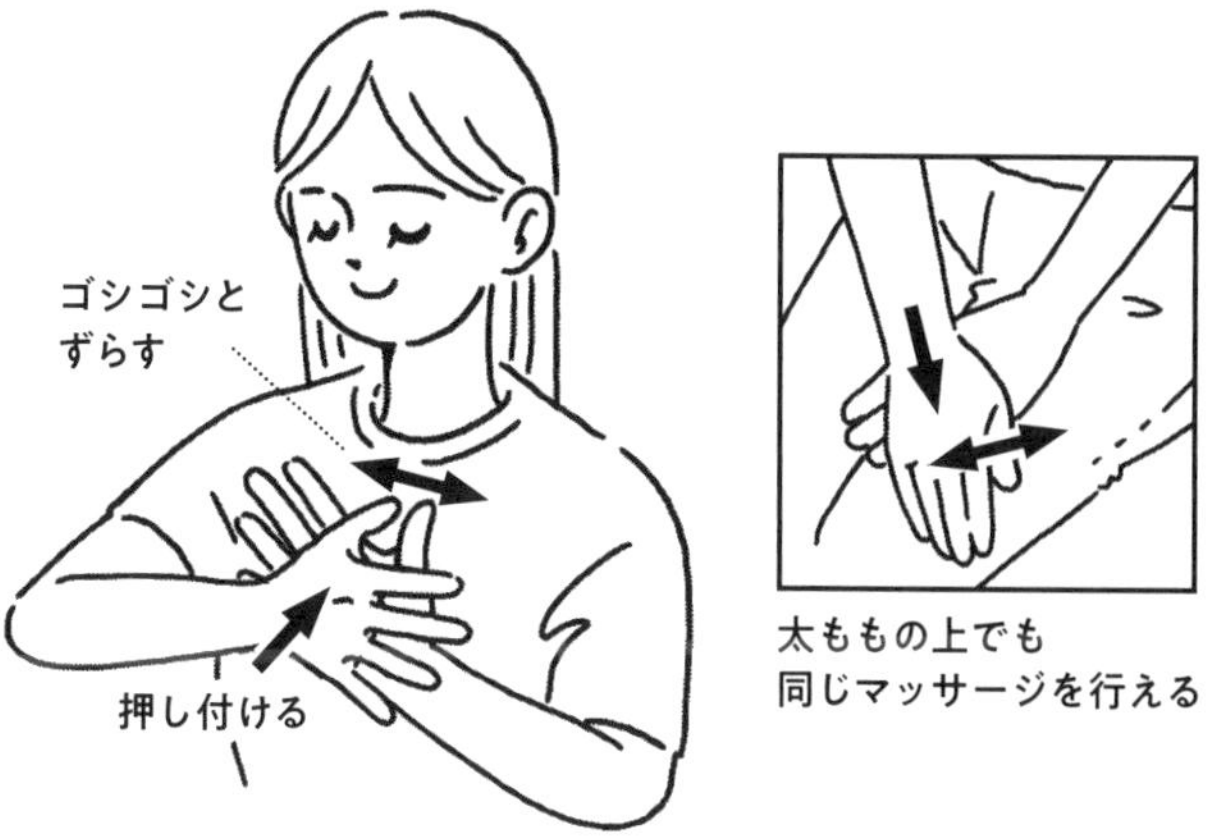
ゴシゴシと
ずらす
押し付ける
太ももの上でも
同じマッサージを行える

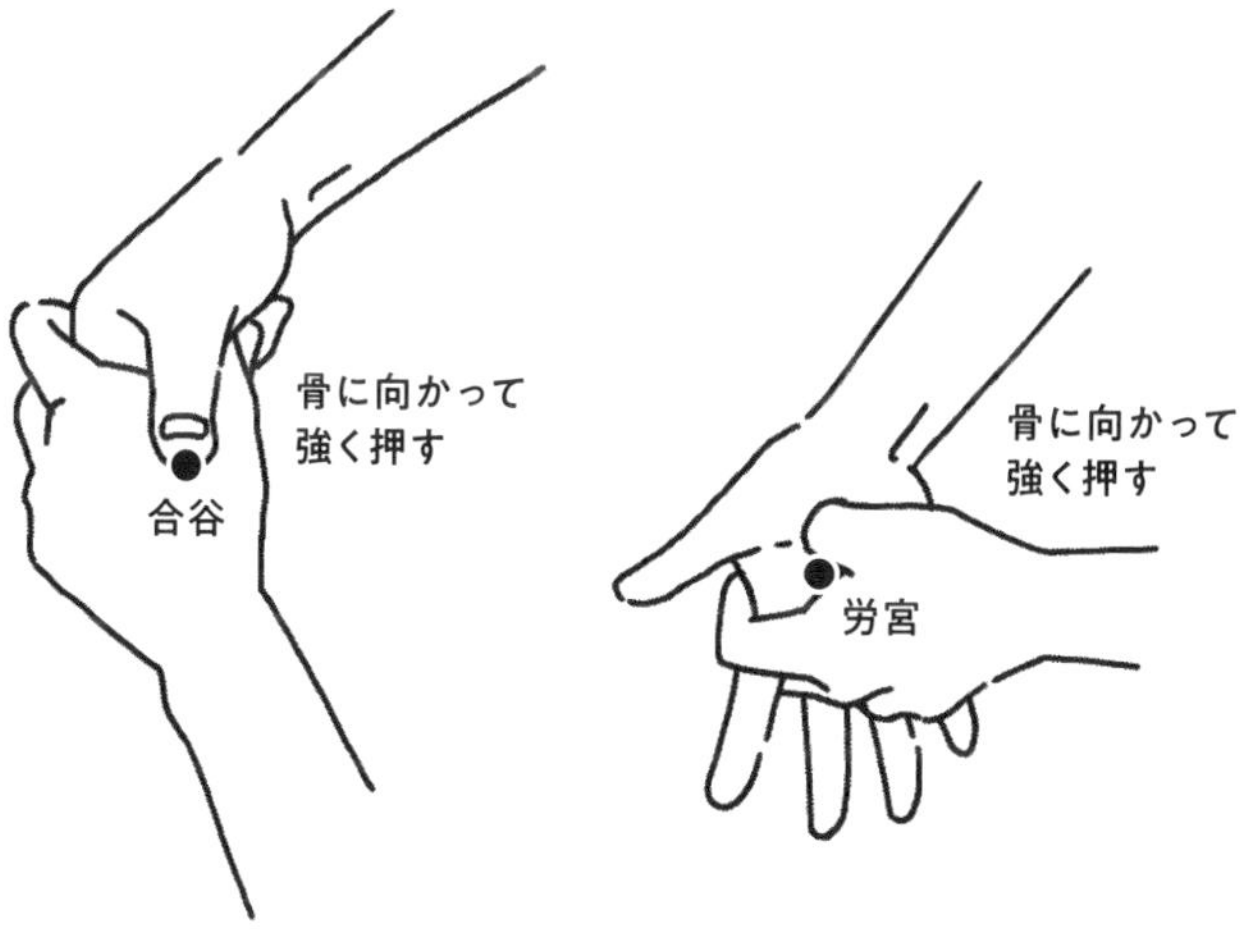
骨に向かって
強く押す
合谷
骨に向かって
強く押す
労宮

③手首と腕の血管をほぐす

手首を握って、雑巾を絞るようにねじりながら骨を刺激します。握られているほうの手首を反対方向にねじると、ほぐしやすくなります。手首の先から少しずつ場所をずらしながら前腕をほぐしていきます。同じことを左右で行います。ひじに近い場所に「手三里《てさんり》」というツボがあり、ここを親指で骨に向かって押しながらしごくことも効果的です。

続いて、上腕も上側からしっかりしごき、すんだら下側もまんべんなくしごきます。

④頭の血管をほぐす

頭頂部にあるツボが「百会《ひゃくえ》」です。そこから親指の幅だけ離れた前後左右に4カ所あるのが「四神聡《ししんそう》」というツボです。

頭頂部に両手を重ねてこれらのツボを強く押さえ、頭の皮膚で雑巾がけをするように頭蓋骨をしごくと、皮膚と骨の間の血管がマッサージされます。

左右のこめかみを両手のひらで押さえ、上下左右に皮膚をずらして血管をほぐしましょう。

3 手首と腕の血管をほぐす❶

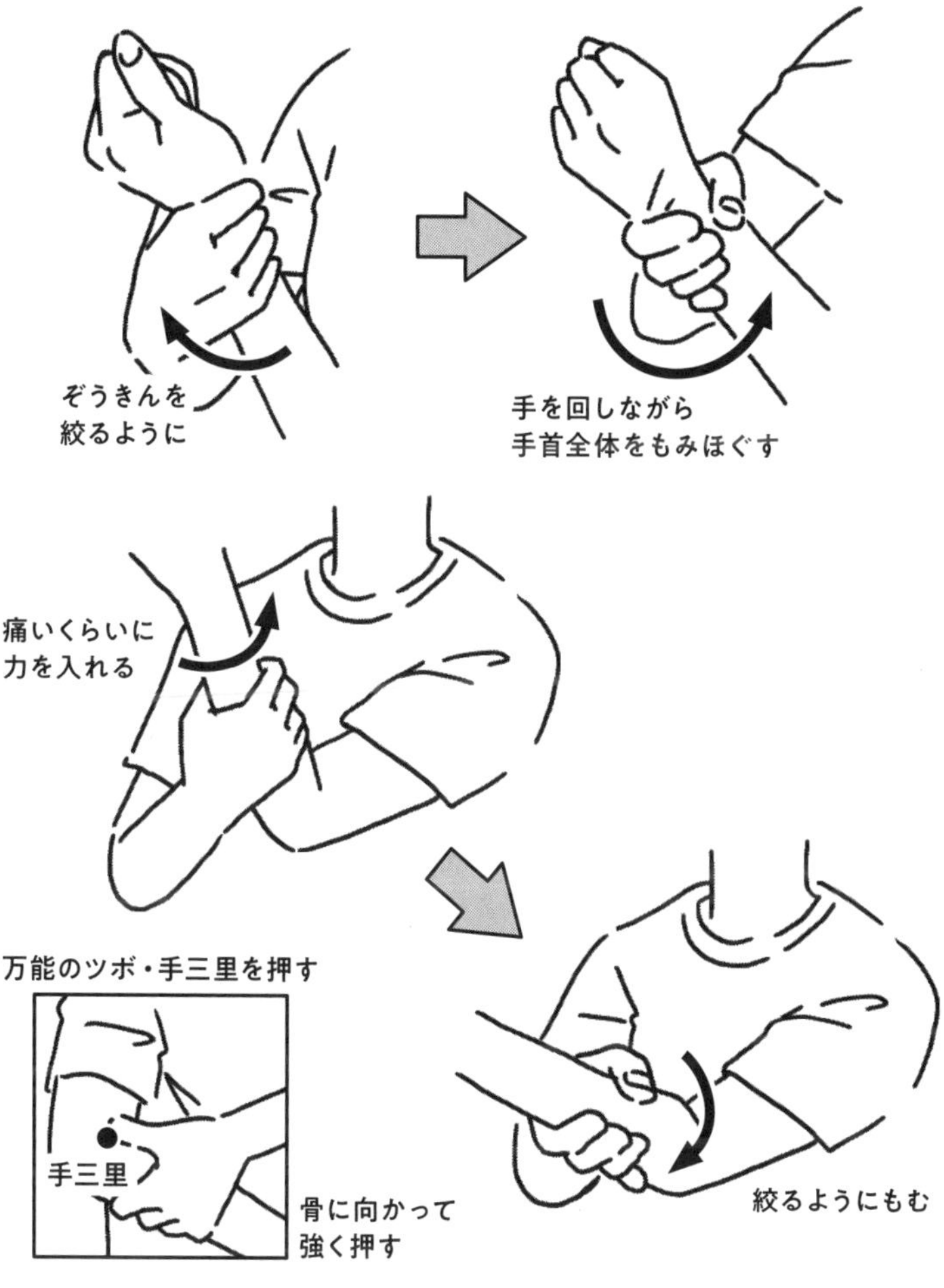
ぞうきんを
絞るように
手を回しながら
手首全体をもみほぐす
痛いくらいに
力を入れる
万能のツボ・手三里を押す
手三里
骨に向かって
強く押す
絞るようにもむ

3　手首と腕の血管をほぐす❷

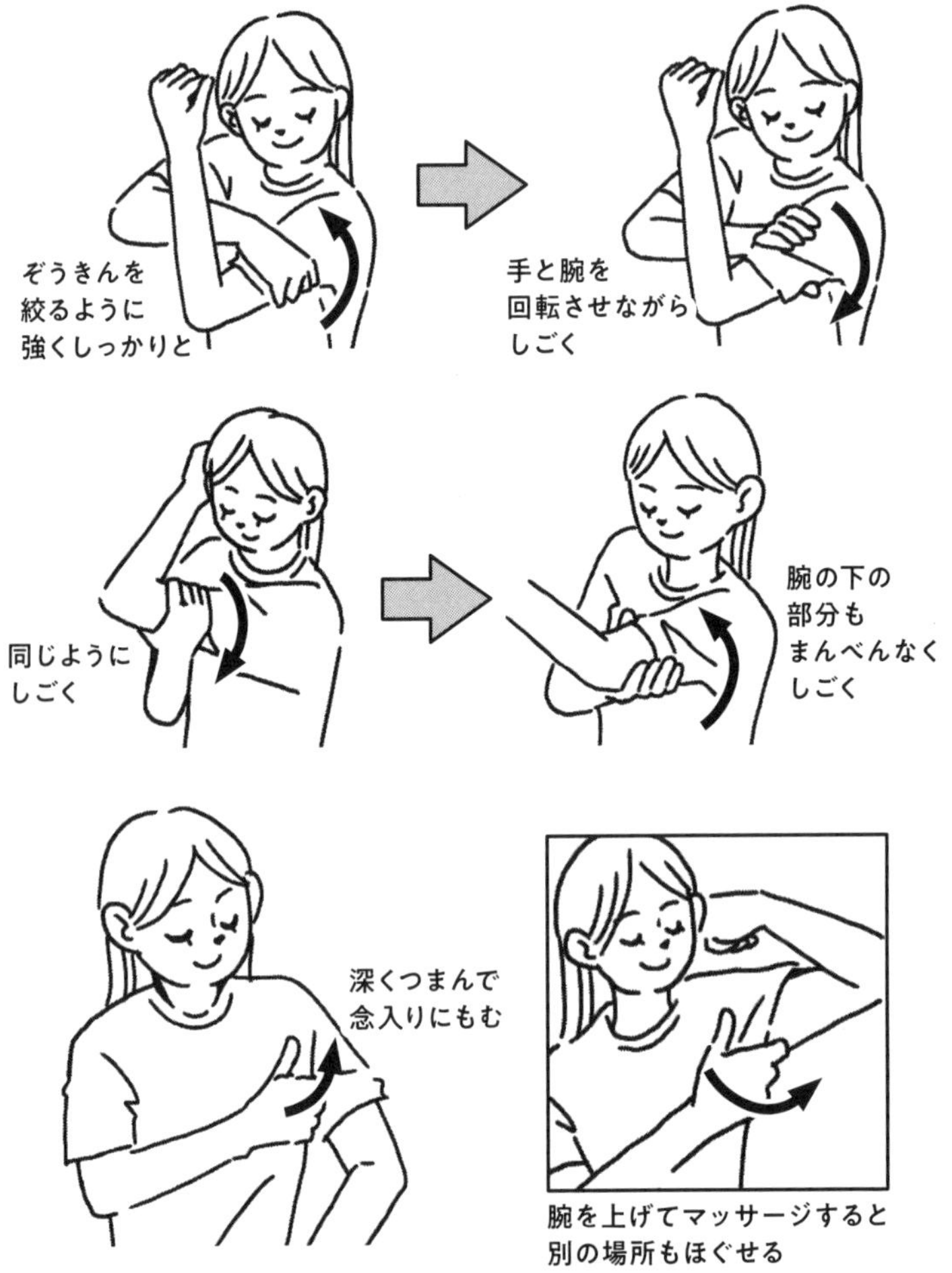
ぞうきんを
絞るように
強くしっかりと
手と腕を
回転させながら
しごく
同じように
しごく
腕の下の
部分も
まんべんなく
しごく
深くつまんで
念入りにもむ
腕を上げてマッサージすると
別の場所もほぐせる

4　頭の血管をほぐす

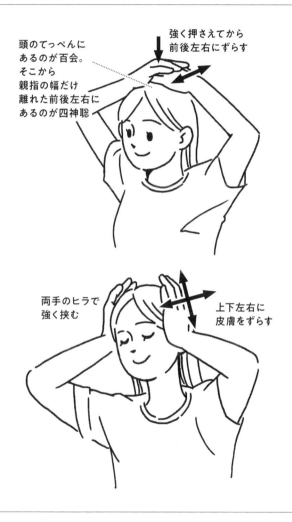

強く押さえてから
前後左右にずらす
頭のてっぺんに
あるのが百会。
そこから
親指の幅だけ
離れた前後左右に
あるのが四神聡

両手のヒラで
強く挟む
上下左右に
皮膚をずらす

⑤顔の血管をほぐす

左右の手の中指と薬指を鼻筋の両側に当てます。皮膚を骨に押しつけるように上下にマッサージします。鼻の下の部分に人差し指の腹を押し当てながら、左右に皮膚をずらすようにマッサージします。下唇の下も、同様に指で左右にしごけば、歯茎が刺激されて血流が改善し、歯周病の予防にもつながります。

頬骨の下のくぼみに手のひらを押しつけるようにして、上下にしごきます。

目のまわりは、指の腹で軽くやさしくマッサージします。

耳のまわりにはいろいろなツボがあるので、引っ張ったり、気持ち良く感じる場所を押すのもよいでしょう。

⑥足の血管をほぐす

足は心臓から遠いうえ、重力の影響で血液が心臓に戻りにくい場所です。足の付け根にあたる鼠径部《そけいぶ》から、太もも、ふくらはぎ、かかと、足先まで、しっかりマッサージしましょう。この場合も皮膚を骨に押しつけながらしごいていきます。

鼠径部には指をしっかりあて、強く押しつけながら斜めにマッサージします。

太ももは両手でしっかりつかみながら、筋肉全体を回転させるように刺激します。ひざ下も同様です。足でとくに大事なのは足首です。足首をよく回してください。関節は放っておくと固くなりやすいので、日ごろから可動性を高めてやることが大事です。足首では動脈が浅いところを通っているのでマッサージしやすく、足首を回すことで下半身全体の血流を促進させる効果があります。

足の指も一本ずつ、根元から指先まで、指をねじりながらもんでいきます。

足の指の両側には「井穴《せいけつ》」というツボがあります。足の裏には「湧泉《ゆうせん》」などのツボもあります。これらのツボをしっかり押すのもよいでしょう。

⑦おなかと腰の血管をほぐす

おなかの血管をほぐすには、手を熊手のようにして、「土を掘り起こすように」両手でおなかをしごきます。仰向けに寝て足を立てると腹筋が緩むので、深く手を入れることができます。また、両手を腰に当て、両方の親指を骨盤の上部の腰の筋肉にめり込ませます。この状態で背骨を軸にして腰を回転させれば、腰の筋肉と内部の血管もほぐれます。

5　顔の血管をほぐす❶

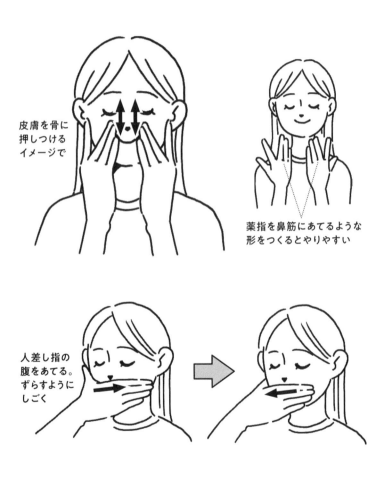

皮膚を骨に
押しつける
イメージで
薬指を鼻筋にあてるような
形をつくるとやりやすい

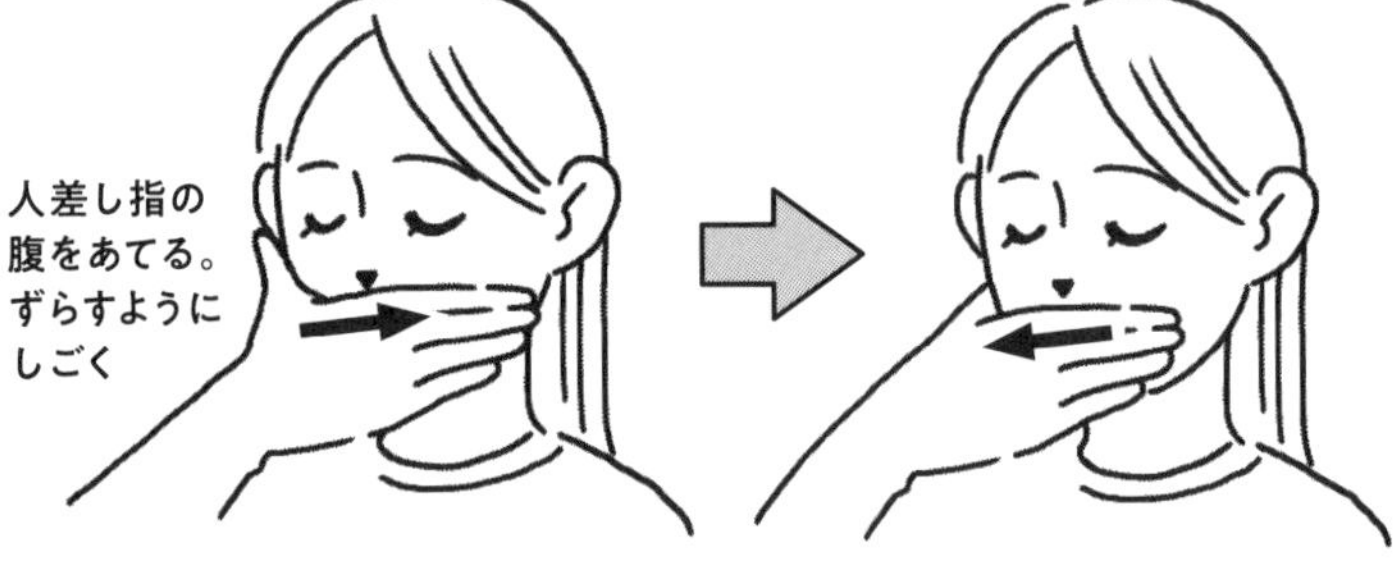
人差し指の
腹をあてる。
ずらすように
しごく

5 顔の血管をほぐす❷

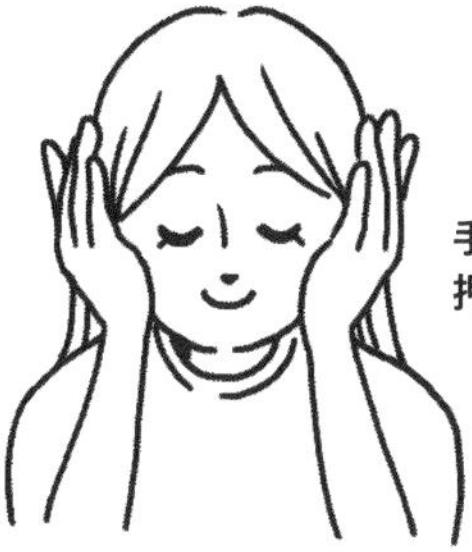
手のひらを骨に
押しつけるように

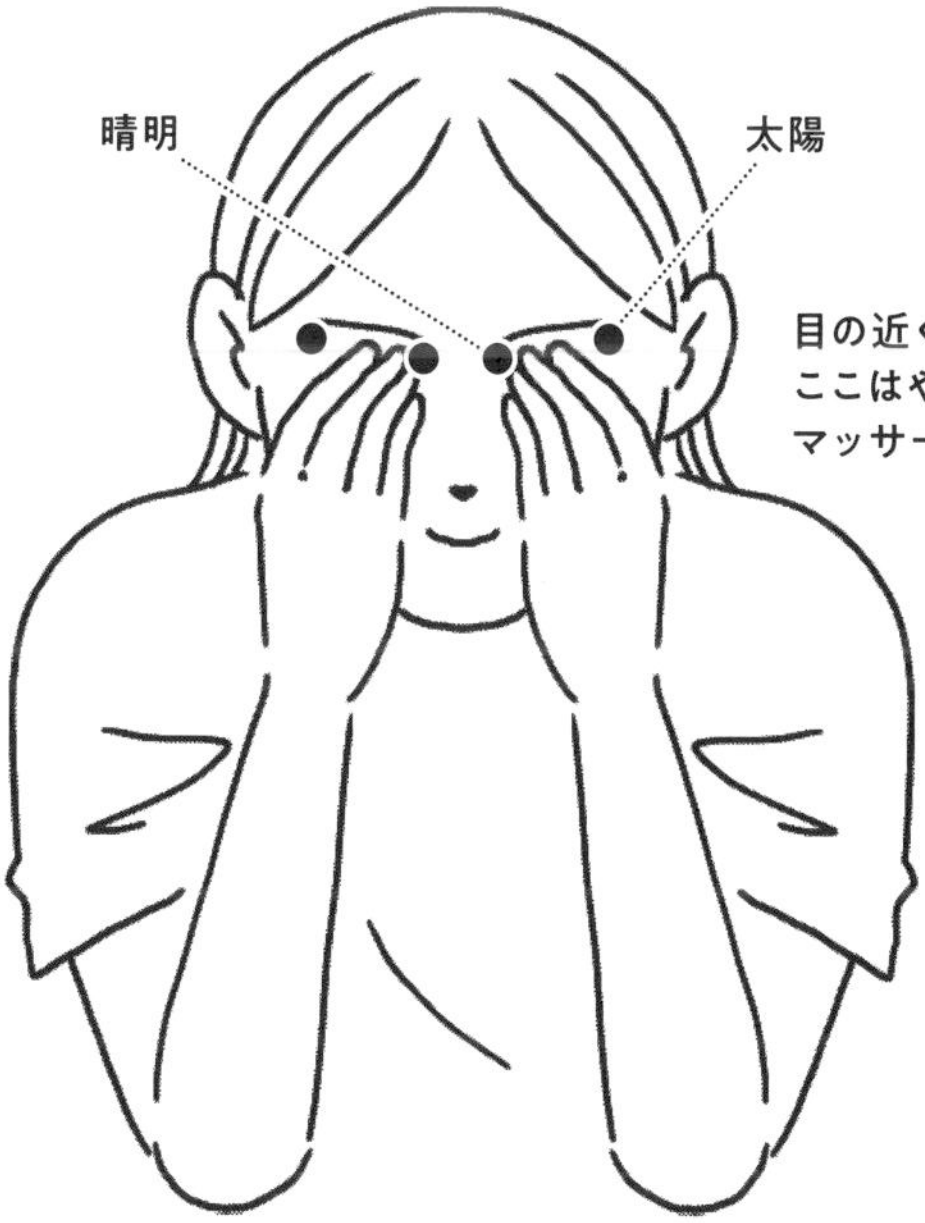
晴明
太陽
目の近くなので、
ここはやさしく
マッサージする

5　顔の血管をほぐす❸

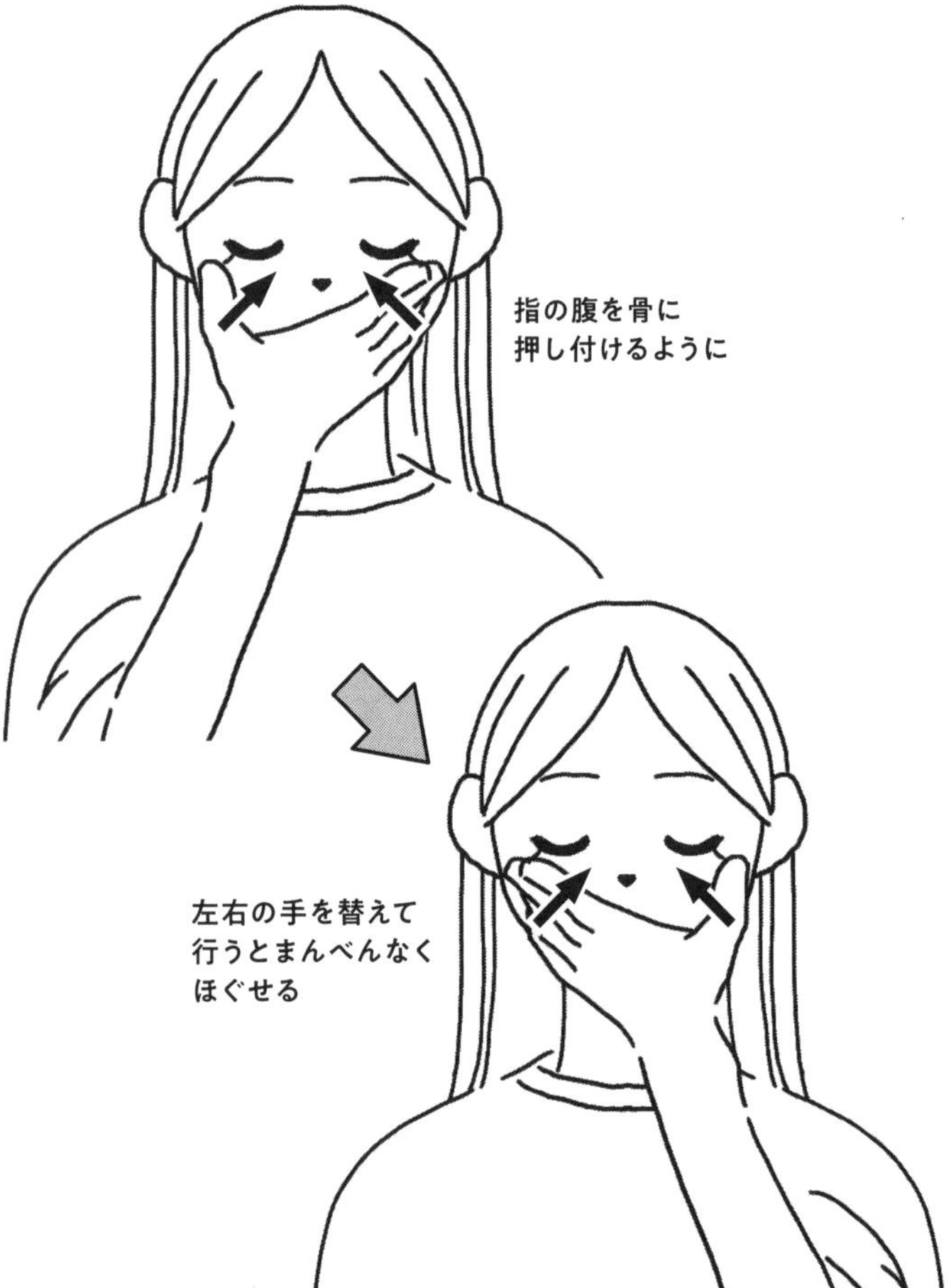
指の腹を骨に
押し付けるように
左右の手を替えて
行うとまんべんなく
ほぐせる

6 足の血管をほぐす❶

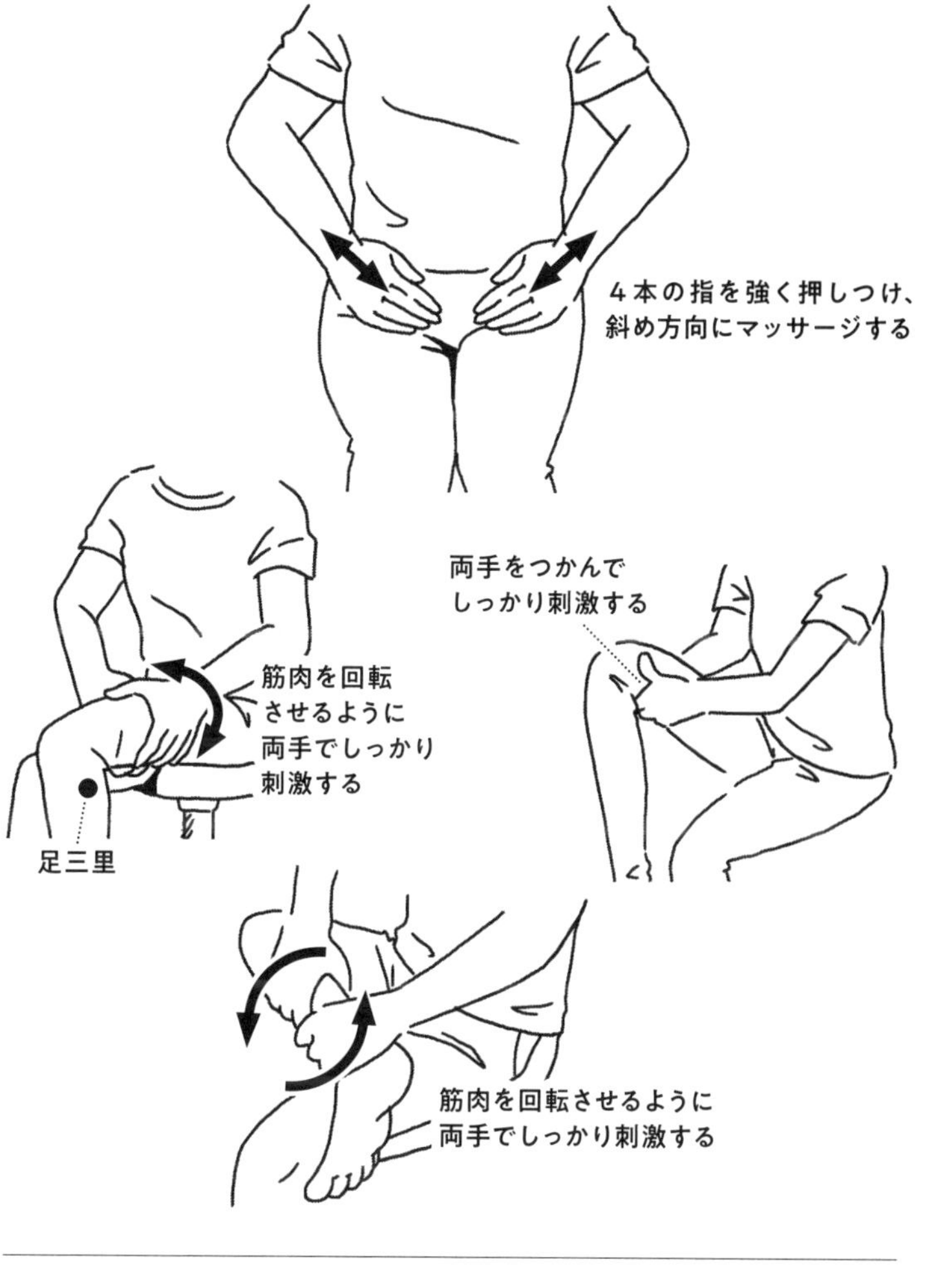
4本の指を強く押しつけ、
斜め方向にマッサージする
筋肉を回転
させるように
両手でしっかり
刺激する
足三里
両手をつかんで
しっかり刺激する
筋肉を回転させるように
両手でしっかり刺激する

6　足の血管をほぐす❷

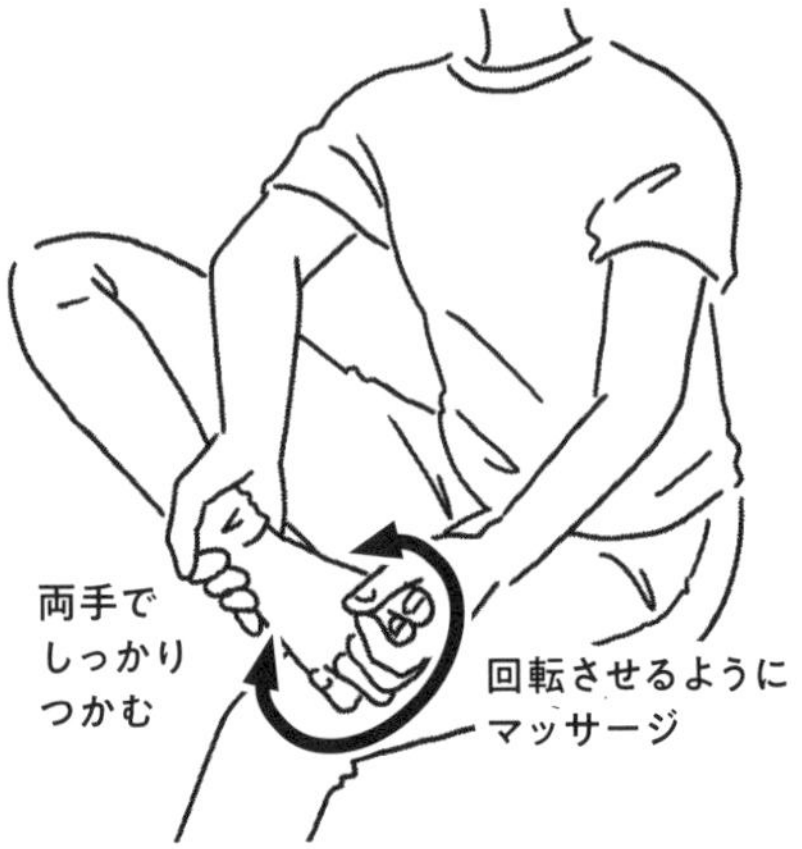
両手で
しっかり
つかむ
回転させるように
マッサージ

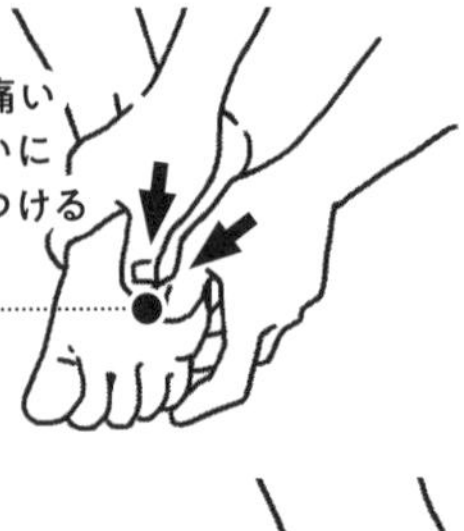
少し痛い
ぐらいに
押しつける
湧泉

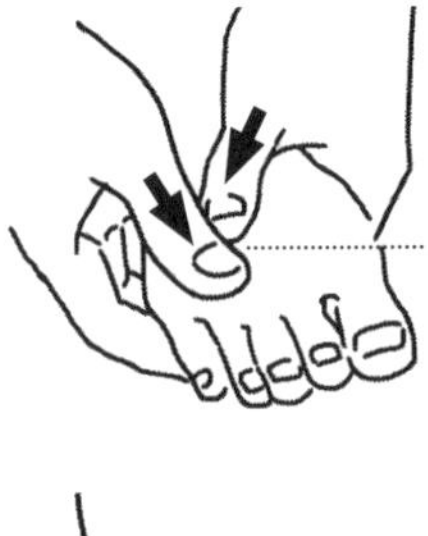
足の甲の骨と
骨のあいだに
押しつける

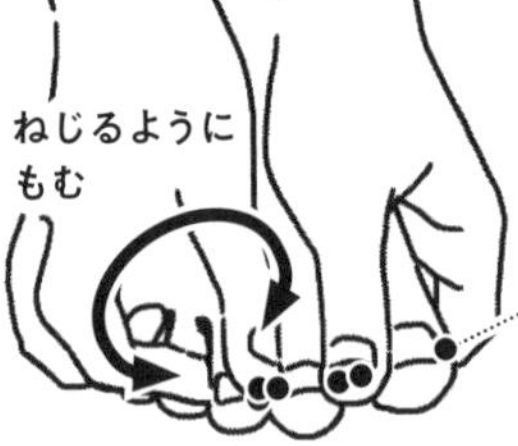
ねじるように
もむ
井穴：
足の指すべての
両側にあるツボ

7　おなかと腰の血管をほぐす❶

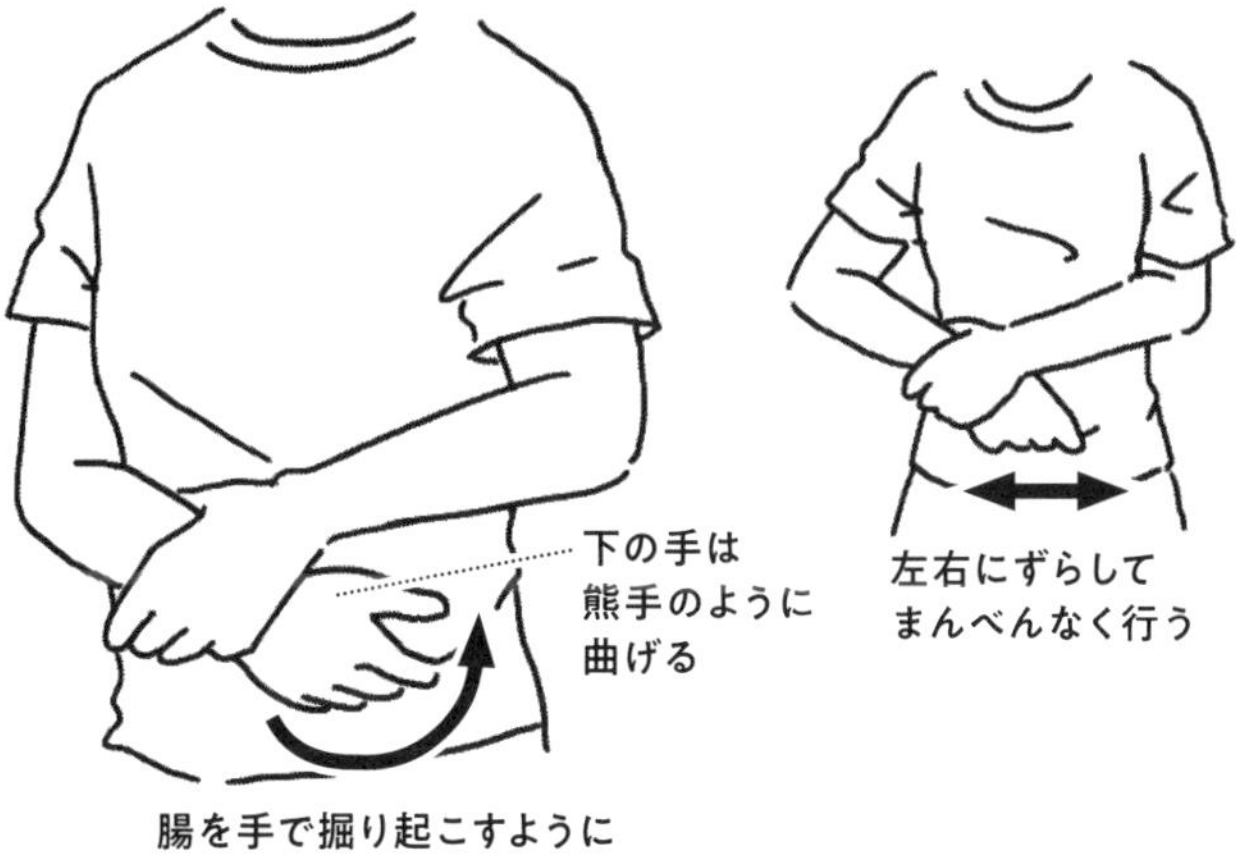
下の手は
熊手のように
曲げる
左右にずらして
まんべんなく行う
腸を手で掘り起こすように

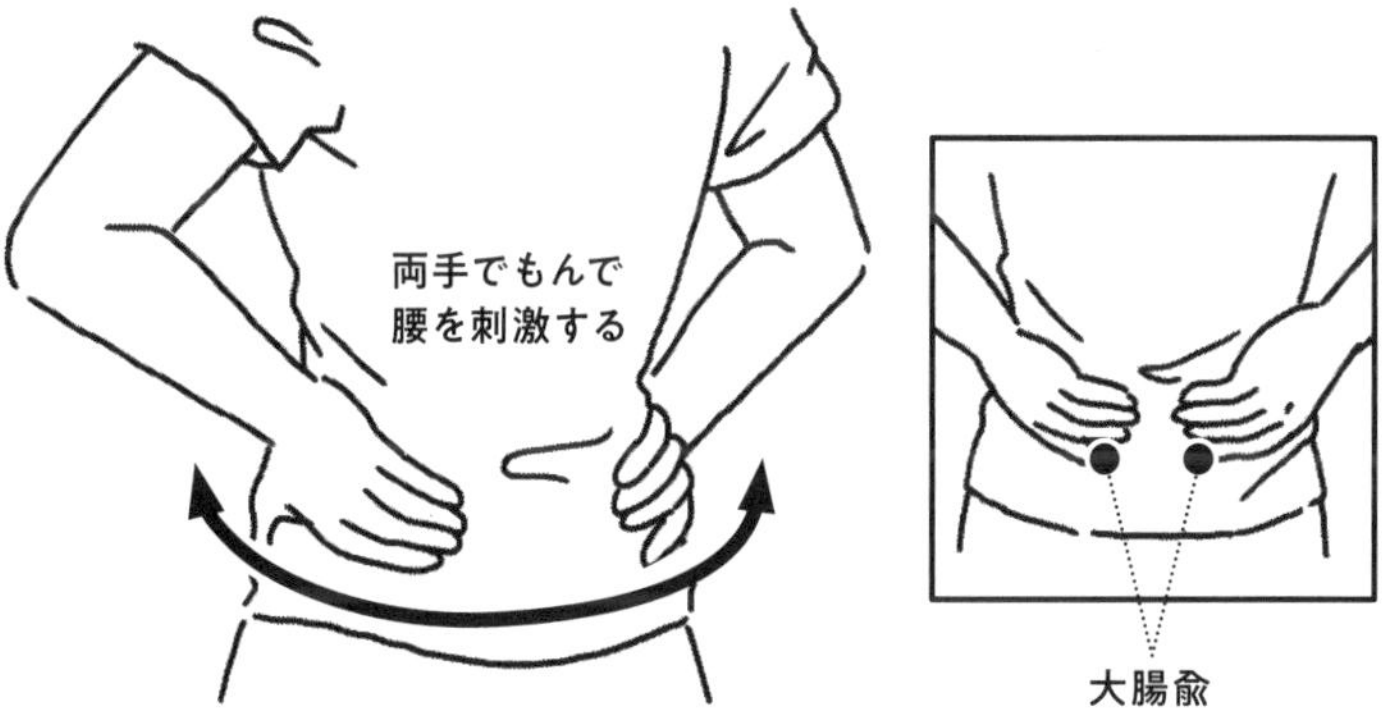
両手でもんで
腰を刺激する
大腸兪

7　おなかと腰の血管をほぐす❷

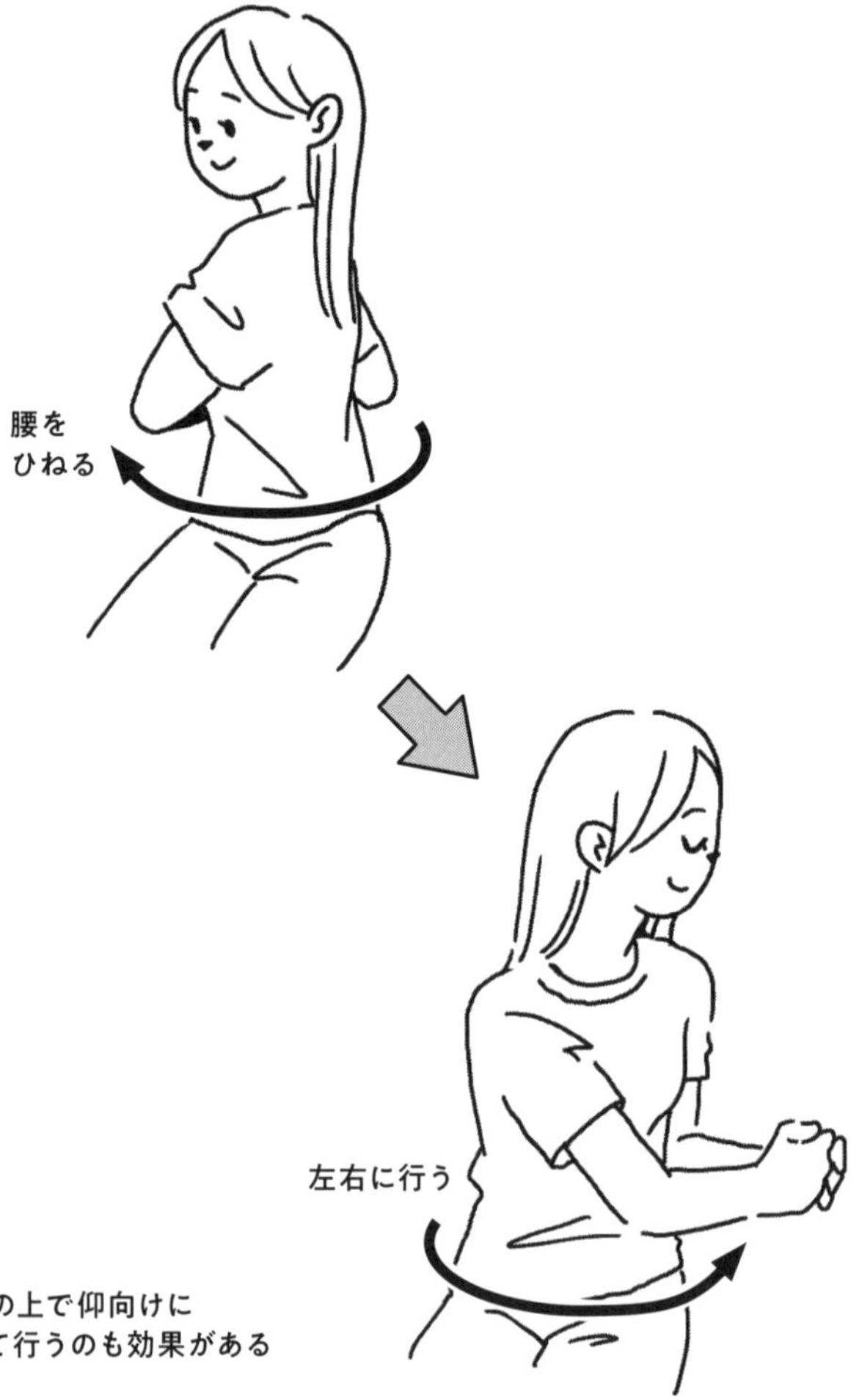

布団の上で仰向けに
なって行うのも効果がある

以上、手、頭、足、おなかと、大まかに体全体の血管のほぐし方を述べてきました。皮膚を骨に押しつけることによって、さまざまなツボを刺激し、全身の血液循環を改善することができます。血液循環がうまくいくと、血栓ができにくくなります。動脈硬化や高血圧も予防できる方法であり、ワクチン後遺症の予防治療以外にも役立ちます。

1日約15分間を2週間続けると、平均で血圧が約20㎜Hg低下した実験もあります。

筆者の患者さんで、高血圧の薬を飲んだら頭が痛くなる方がいました。その方がこの血管マッサージを続けたところ、薬が3分の2に減り、やがて3分の1になり、最後には全部やめることができました。

そもそも血圧を薬で下げるという医療は誤った処方です。血圧は脳が働くために、脳の血圧中枢がセットしている値です。それを薬で無理やり下げて「正常値になった」などと喜んでいますが、脳は栄養失調状態になっています。そういう際に、転倒して骨折などが起きやすくなります。高齢になってからの転倒骨折は大変危険です。

日本が「世界一の長寿国」でありながら、「寝たきり世界一」でもある不名誉な実態の背景には、血圧の降圧薬が大きく関与しています。緊急時の急性高血圧のときには、降圧剤を使う必要もありますが、日常的に血圧を薬で下げることは邪道なのです。これは血中のコレステロール値についても同じです。

このような医薬品のビジネスが、日本の医療業界には蔓延しています。医療機関にかかれば、タダ同然の値段でいくらでも薬を出してくれます。本来必要のないものでも、「タダでもらえるものなら、ぜひもらっておこう」という心理が働きます。こうして、服用もしない薬がタンスの中に溜まっていきます。

巨大医薬企業が日本の皆保険制度を蝕み、毎年何十兆円もの水揚げ金をグローバル金融市場へ持って行かれているのです。その原資は、すべて日本国民の税金です。われわれ、国民自身が皆保険制度に胡座を組んで自分の首を絞めているわけです。そのような医療経済学的構図に目を向ける必要があります。

血管マッサージは、いつでも、どこでも、誰でも、お金をかけずにできる有効な健康法です。

自分の手で全身の血管を手当てすることが非常に大事です。家族やパートナー同士でもできます。寝たきりの家族がいる場合は、家族がしてあげましょう。ボディタッチでコミュニケーションも深まります。それがまた心を元気にして脳が活性化し、免疫力を高めて生きる力を獲得することになるのです。

これ以上ワクチンを打たない

免疫力の強化には日常生活が大事です。まずは自分で安全にできることを毎日実践する。それがむずかしいときには、保険診療でやってもらえる医療機関に行く。それでも治らない場合があります。そのときには、自由診療という選択肢もあります。コストはかかりますが、効くときには抜群に効くものもあります。

ただし、前述したように免疫系は個人差が大きいので、Aさんに効いてもBさんには効かない可能性もあることを頭に入れておかなくてはなりません。

正しく、簡単に、常識的な価格でできることが基本です。人が困ったときには、いろいろなビジネスがはびこります。「高価なものほど効能も高い」と安易に考えるのは危険です。「毒でなければ薬ではない」という原則を頭の中に置いてください。「劇的な効果がある薬」は、裏を返せば「相応のリスクがある」ということなのです。

一番大事なことは「次の遺伝子ワクチンを決して打たないこと」です。mRNAワクチンは、〝ワクチン〟という名を詐称した世界で一度も成功例のない〝遺伝子治療薬〟です。自分の細胞で病原体のスパイクタンパクを産生させれば、その細胞は免疫の攻撃対象になるのです。基本的な設計ミスであるmRNAワクチンをこれ以上打たないこと。それがこの未曾有の薬害であるワクチン禍から抜け出すための最初の一歩です。

第 3 章

対談01：
今すぐワクチン接種を中止すべし！

村上康文（東京理科大学名誉教授）╳ 井上正康

なぜ、ワクチン接種は中止すべきなのか――。免疫学、抗体医薬の専門家、東京理科大学名誉教授の村上康文氏と、ワクチン接種の本当のこわさを論ずる。

村上康文　むらかみ・やすふみ　東京理科大学名誉教授

1955年生まれ。東京大学薬学系研究科薬学専攻。東京大学大学院修了後、米国・ニューヨークスローンケタリング記念癌研究センターにて、3種のウイルス（SV40、アデノウイルス、ポリオーマウイルス）の研究に従事。癌ウイルス2種類の宿主域がDNA複製プロセスにあることを世界で初めて証明する。米国アルバートアインシュタイン医科大学（ニューヨーク）にてモノクローナル抗体作製研究に従事。

――帯状疱疹ワクチンは打つべきか

井上　最近、帯状疱疹を発症する方が非常に増えています。私のもとにも「帯状疱疹のワクチンを打ったほうがいいのでしょうか？」という質問が多く寄せられています。そこで、コロナワクチンの話に入る前に、この帯状疱疹ワクチンについてお話をお伺いします。先生は、帯状疱疹ワクチンについてはどのようにお考えですか？

村上　帯状疱疹が増えた理由のひとつとして、mＲＮＡ型のワクチンを打ったことで免疫能力が低下していることが考えられます。免疫能力が落ちたことで、内在性のウイルスが復活して発症してしまう。そのために、免疫力が低下している人は生ワクチンを打ってはいけないことになります。

井上　帯状疱疹ウイルスは、われわれの体にすでに感染していて、トロイの木馬のように神経細胞の中に潜伏しているわけですね。

村上　そうなんです。子どものころに大半の方が感染し、普段は内在型ウイルスとして眠っていますが、免疫状態が低下してくると活性化されます。

井上　帯状疱疹のワクチンには生ワクチンと不活化ワクチンがあります。効くか否かは別にして、不活化型は感染力がないので、打っても比較的安全といえる。生ワクチンの場合は、それ自体が感染を引き起こす可能性もあるわけですね。

村上　免疫能力が普通にあれば問題ないはずです。しかし、メッセンジャー型ワクチンによって免疫力が低下している場合、生ワクチンでは接種によってウイルスが増えてしまうことがあります。つまり、打ったことで帯状疱疹を発症してしまう可能性があります。

井上　帯状疱疹は子どものころに体内に侵入したウイルスが、免疫が低下した際に目を覚ますというものです。お年寄りにワクチンを打つと、新たに感染を誘起しかねません。なぜ、こんなものを政府が補助金まで出して自治体で接種させようとしているのか？　国には科学的根拠を示して国民に説明する義務があります。帯状疱疹ワクチンに関しては、かなり慎重に対応するのが賢明でしょうね。

――ワクチンに効果はない

井上　コロナのｍＲＮＡワクチンを２回打った方が、帯状疱疹を訴えられるケースが多いとのデータがあります。今回のｍＲＮＡワクチンを打つと、逆に免疫が抑えられる機構があるわけですね。その問題点をどのようにとらえていらっしゃいますか？

村上　メッセンジャー型ワクチンは、その基本的なコンセプト自体が根本的に誤りであると考えています。それは、免疫の基本原理に反する仕組みで免疫系を刺激しようとしているからです。

そもそも変異が多いウイルスにはワクチンを打ってはいけない。最初はよくても、短期間で変異してしまうので、すぐに効果がなくなります。もうひとつの大きな問題は、最初に誘導した抗体しか誘導されなくなることです。

井上 それは「抗原原罪」という言葉で説明されている現象ですね。

村上 オミクロン型のワクチンを打っても、誘導される抗体は武漢型の抗体ということになります。本年9月から新しく始まったXBBのワクチンも同じです。誘導されるのは武漢型の抗体だけです。

井上 実はほとんどの医者がそのことを知らないのですね。大半の医者は、学生時代に「ジェンナーの種痘で天然痘が克服された」と言う講義を一コマ受けただけで、それ以来「ワクチンは絶対である」と思い込んでいるのです。今回の遺伝子ワクチンがいったいどんなものかを正確に理解している医者は非常に少ないですね。

村上 そう思います。おそらく普通のワクチンと同じだと思っているドクターが多いでしょうね。従来型とはまったく異なり、今回は遺伝子を細胞内に入れて病原体の蛋白を作らせる仕組みです。これはまったく新しいものなのです。世の中に初めて登場し、まだ一度も成功例がないものを大勢の人に打ってしまった。これが実態です。
とくに、ヒトの体内で抗原を作らせることが最大の問題です。これによって、ウイルスが感染した細胞と同じになってしまうわけです。スパイクタンパクを製造している細胞は、まさしく感染した細胞と同じなんです。

井上　それは、けっきょく自分の免疫細胞が自分の細胞を殺そうとしているわけですね。

村上　ワクチンによって、スパイクの遺伝子を細胞に導入します。すると、スパイクが細胞内で産生され、その多くが細胞膜上に顔を出すと同時に、血中へ放出されるものがあります。細胞の表面にスパイクが並べば、これが感染した細胞と同じに見えてしまいます。そのために免疫細胞が攻撃してくるのです。

井上　体内で病原体のタンパクをつくらせること自体が根本的な間違いであるということですね。

村上　あらゆる病原体に対するｍＲＮＡ型ワクチンはすべて失敗すると思います。
まず、１回目を接種すると、それによってＩｇＧ抗体がつくられます。その状態で２回目を接種すると、誘導された抗体がスパイクに結合してしまうため、スパイクを産生している細胞がリンパ球によって攻撃され、殺されてしまうことになります。

井上　武漢型のウイルスは、血管壁にある血圧を制御するタンパク質ACE2という酵素タンパクが受容体になっています。第5波のデルタ株までは、主に血管壁の内皮細胞に感染していました。

今回のmRNAワクチンはmRNAを油の膜で包み、その表面をポリエチレングリコール（PEG）でコーティングしています。私は熊本大学時代に、このPEGの研究をしていました。PEGでコーティングされた分子は、非常に長時間血中を循環しながら、体内のすべての細胞に取り込まれる性質があります。そのため、筋肉に接種してもすぐに血中に移動し、人体を何カ月も循環し続けるのです。ワクチンのPEGは細胞を融合させる性質があり、そのために全身の細胞に入る性質を有するデザインなのです。

村上　病原体の有毒なスパイクが血中に入り、それが全身にばらまかれるわけです。そうすると、スパイクがあちこちの受容体に結合します。それが細胞表面で免疫毒性を発揮すると同時に、細胞内に入るとスパイク自体の毒性を発揮し、より広範な悪影響が出てくると考えられます。

井上　ウイルスの場合は特定の受容体を持つ細胞のみがターゲットになりますが、mRNAワクチンの場合はヒトの37兆個の全細胞がターゲットになります。

――打てば打つほど感染者が増える

井上　今回は遺伝子ワクチンと詐称した薬物を人類史上初めて地球規模で接種したわけですね。

村上　一度も成功したことがない遺伝子製剤を、いきなり地球規模で人類に接種させたことが大問題です。本来なら、まず慎重に動物実験をやります。そこで打ったワクチンがどのように体内分布するか、どのような副作用が生ずるかなど、さまざまな観点から慎重にくわしく分析されなければなりません。それをほとんどやらずに、いきなり人に投与したのです。

井上　緊急承認ですね。それをやらせるための「煽り報道」がパンデミック恐怖情報という構造だったわけです。パンデミックとワクチンは、セットで用意されていたと考えられます。

村上　新型コロナの病原性も低かったですね。事実、60歳代以下では亡くなる人はきわめてわずかでした。その点もメディアは情報を歪曲して流しました。

井上　コロナウイルスとワクチンに関して、医師は素人同様であり、獣医のほうがくわしいのです。今回の新型コロナと呼ばれているウイルスのルーツは、文献学的に130年前の〝ロシア風邪のウイルス〟が元祖であることがわかっています。このウイルスは、われわれが子どものころに患っていた喉風邪のウイルスと遺伝的に約50％程類似しています。

村上　おそらく日本人の7割から8割は古くから免疫記憶を持っていて、それが有効だったと考えられます。そのために、本来日本人は何もしなくてもそれほど感染拡大はしなかったと考えられます。

井上　事実、パンデミックが始まった当初は世界で一番リスクが少なかったのが日本です。

村上　感染者が増え始めたのはワクチンを打ったあとです。打つまではたいして増えていなかった。mRNA型ワクチンを打ったことで免疫がおかしくなってしまい、それで増え始めたというのが実態です。

井上　学生時代の講義の知識で止まっている大半の医者は「ワクチンは免疫的バックアップであり、免疫力をつけるために打て」と言っていますが、今回の遺伝子ワクチンはまったく逆の効果を起こしているわけですね。

村上　遺伝子ワクチンを打つとスパイクを発現している細胞が攻撃されるので、免疫能力を抑えないと症状が悪化して危険なのです。そのために、制御性T細胞を活発化して細胞性免疫を抑制しています。不要な抗体は多く産生されますが、重要な免疫系が抑制されるので、トータルでは逆効果になります。スパイクが変異すると、最初に誘導した武漢型の抗体が全然効かなくなってしまうのです。また、細胞性免疫が低下しているので、打ったほうが病態が悪くなります。

実は、接種者では免疫系が暴走して重症化するので、それを抑制することで重症化することを抑えています。この免疫系を抑制するmRNAを半年ごとに打つと、ずっと免疫レベルが低下しているので、肺炎にはなりにくくなりますが、他の病気に罹りやすくなるのです。

井上 そのことが日和見感染症が増えている理由なのですね。病原体のタンパクを体内でつくらせることが根本的なミスであるということと、スパイク自体がACE2に結合して血栓をつくらせることが、早い時期から論文で指摘されていました。

村上 日本でも接種を始めて3カ月目ぐらいの時点で二つの論文が出ており、いずれも「スパイクが有毒であるというデータ」が示されていました。それを読めば、体内でスパイクを産生させるとどうなるかは容易に予想できたはずです。

井上　今の日本の医者の大半は、そのような分子レベルの問題に気がつくようなトレーニングを受けていません。

村上　メディアにも問題があります。私は2021年の夏にメディアを集めて、「スパイクは有毒なので、このワクチンは危ない」という情報を提供しました。しかし、その翌日から「あいつはデマを言っている」などと猛攻撃を受けるようになりました。私は「この論文にはこのようなデータがある」と示しているのですが、それは無視されたわけです。

井上　その点に関して、ワクチン接種を強く推奨した「こびナビ」という医者集団がいましたね。確か、千葉大学出身の吉村健佑代表と峰宗太郎や木下喬弘を副代表とする医師集団でした。

村上　あの人たちが一番ひどくて、私は論文のデータを出して「このようなエビデンスがある」と言っているにもかかわらず、根拠も述べずに「それは間違いだ」と否定するのです。その後、あの人たちはいなくなってしまいましたが、今はどうしているのでしょうかね。

井上　「何もしなければ40万人死ぬ」と煽って京都大学教授に栄転された数理感染モデルの大先生もおられましたね。

村上　あの先生の発言もありえないシミュレーションですね。

井上　どういう背景であんなデタラメを言われたのかはわかりませんが、国ぐるみで大きなバイアスがかかっているのが、今回のワクチン行政の背景と思います。

――接種を続けているのは日本人だけ

村上　「コロナが非常にこわい病気だ」と言わないと、多くの国民がワクチンを打たないからではないでしょうか。感染しても大丈夫だという情報を流すと、誰も打たなくなります。そのために「感染すると大変だ」「若くても重症化して亡くなるケースもある」と恐怖感を煽るメッセージを出す必要があったのでしょう。イスラエルの調査では、「60歳以下ではほとんど死亡者がいなかった」ということです。ワクチンで死んだ人はいるけれども、コロナの肺炎で死んだ人はほとんどいないということです。

井上　イスラエルが世界で最初にワクチンを打ち始めたので、私は「日本はイスラエルがどうなるかを観察してから、ゆっくり打てばよい」と発言していました。

村上　ところが、イスラエルは早い段階でやめました。早い段階で免疫抑制反応を示す人がたくさん現れ、打たないほうがいいと判断して接種を中止したのです。その時点で学べばよかったのですが、日本はまったく学ばなかった。

井上　当初、欧米は一気に打ち始めましたが、早期に中止しました。日本は遅れて打ち始めたけども、それからスピードアップし、今や接種率が世界ナンバーワンです。その結果、感染率も世界一、超過死亡率もトップになり、世界中で一人負けしたのがこの2年間の実態です。

村上　ほとんどの国が2022年の夏ごろを最後に打つのをやめました。現在も打っているのは日本だけです。この後もまだ推奨していますから、接種率も被害もさらに拡大するでしょう。このような事実がきちんと国民に知らされていません。

井上　この事実だけでも、世界の中で日本がいかに異常な状態にあるかがわかりますね。

村上　もともと緊急承認で始まったワクチンですから、5類に格下げされた段階で中止して見直すべきでした。それをやらず、時間をかけて正しい評価をすることなく、オミクロンの変異株ワクチンまで同じやり方で承認して打たせようとしています。普通の医薬品は簡単には承認されませんが、健康な方に接種するワクチンではさらに厳しい安全基準が要求されます。今回のワクチンだけが異常に早く、きわめて甘い基準で承認されました。そして、日本では未だにその異常な状態が続いていることは大問題です。

井上　ファイザー社のワクチンの臨床治験が完全に終わったのが2023年5月末です。そこで初めて有効性や危険性がわかるということでした。それまでは「パンデミックだからとにかく打て」ということでゴリ押ししてきたのです。5月に臨床治験が終わっているなら、すでにその結果の集計が出ているはずですが、政府や厚生労働省はいっさい開示していません。未だに誰も問題にしませんが、国にはこの結果を国民に正しく伝える義務があります。

――mRNAワクチンは「遺伝子治療薬」である

村上　普通のワクチンなら、おそらく免疫抑制は起こりません。mRNAワクチンは長期間分解されずに働いて大量のスパイクタンパクを産生します。それが引き金となり、さまざまな反応が起こって免疫系を抑制してしまうことが文献的にもわかっています。

井上　「接種して亡くなった方の血液中に、1年半後も大量のスパイクが循環していた」との論文が報告されています。これほど長期間にわたり体内でスパイクを産生し続けていなければ、1年半後に血中に見つかることはありえないですね。

村上 スパイクを産生し続けていなければ、すぐに血中からなくなるはずです。それが1年半も血中に残っている理由として、二つの可能性が考えられます。ひとつはスパイクのmRNAを持った細胞がずっと生存していたケースです。もうひとつは、遺伝子が接種者の体内でゲノムに組み込まれた可能性です。いわゆる遺伝子組み換えですね。その可能性も否定できないと思います。

井上 その点に関しては、米国のケビン・マッカーナン博士が「ファイザーとモデルナのワクチンを調べたところ、大量のDNAが混入していることが確認された」と論文で発表されていますね。この論文は現在査読中ですが、同様の結果が他の複数の研究室でも確認されたようですね。

村上 南カリフォルニア大学（USC）の研究者が同じ実験を行い、「同レベルのDNA混入を確認した」との情報もあります。ヨーロッパの研究グループもDNA混入を確認しています。少なくとも3つ以上の独立した研究グループで同じ結果が出ているので間違いない事実と考えられます。

本来は政府が責任を持ってDNAが混入しているか否かを調べるべきです。それをしないのは、やれば出てくるのがわかっているからではないでしょうか。３つの独立したグループで見つかったということは、かなり高い確率で混入していると思われます。

井上　なぜＤＮＡが混入するのか。その理由として「分解されがたい修飾ｍＲＮＡの構造自体が、ＤＮＡの分解酵素（ＤＮａｓｅ）を阻害する」可能性が議論されていますね。

村上　ｍＲＮＡのウリジン（Ｕ）がメチル化されています。このｍＲＮＡが鋳型のＤＮＡと強く結合して二重鎖になり、このためにＤＮＡが分解酵素で切れなくなります。

井上　ｍＲＮＡで体内の細胞に抗原となるスパイクを作らせるために免疫攻撃対象となってしまいます。その上に製造過程で用いたＤＮＡが大量に混入するという『二重の基本的失敗』を有するワクチンですね。これを「ワクチン」と呼んでいますが、これは決してワクチンと呼べる代物ではありません。

村上　はい。これはＤＮＡとＲＮＡの両者が混じったハイブリッド型の遺伝子製剤ですね。

井上　いわゆる「遺伝子治療薬」というものを何億回も日本人が打たされてしまった。これが今、日本人の体内で起こっている事実なのです。

村上　本当はＤＮＡ混入がわかった段階で、すぐに打つことをストップし、しっかり検証実験をやるべきなのです。日本政府が責任を持って複数のグループに実験させ、ＤＮＡが混入していないことを確認してから再開するというのが本来の姿です。それをまったくやっていません。

井上 mRNAタイプのワクチンにDNAが混入するというのは、製造技術的に必ず起こりうるアキレス腱ですね。製造方法そのものに問題があることが、今後世界的に立証されてくるでしょう。

村上 おそらくmRNA型ワクチンは、どのような病原体でも同じ問題が発生する可能性がありますね。

井上 海外ではすでにそのことに気がついています。複数の箇所でそのような研究を行ったことは、その可能性を疑って調べたわけです。海外におけるmRNA型ワクチンの市場は完全に終わっていると思います。このために、今度は別のタイプのワクチンが準備されつつあります。それが「自己増殖型のレプリコンワクチン」です。次にレプリコンワクチンについて、話を進めていきましょう。

――レプリコンワクチンの危険性

村上　レプリコンワクチンは〝自己増殖するワクチン〟です。従来型のｍＲＮＡワクチンを打ってもｍＲＮＡは増えません。しかし、レプリコンワクチンにはｍＲＮＡ複製装置が一緒に組み込まれているため、取り込んだ細胞内でｍＲＮＡがどんどん増えていきます。レプリコンワクチンには、スパイクのｍＲＮＡ遺伝子とその複製装置の遺伝子（酵素ポリメラーゼ）の両方が入っています。二つの遺伝子が細胞内に入ると、複製装置が動いてスパイクのｍＲＮＡを増産します。その仕組み自体が増殖し、それを止めるものがありません。

井上　製薬メーカーとしては、失敗作だったｍＲＮＡワクチンに対して、シュードウリジンを使わない次世代型ワクチンとしてレプリコン型を打ち出してきました。その特徴は、細胞内でどんどん増幅するので微量のＲＮＡでもいいというわけです。

村上　という話だったのですが、実はそれほど微量でもないんですね。せいぜい5分の1とか10分の1程度です。減らしすぎると、抗体を誘導できないからです。最大の問題は、遺伝子の複製反応がどんどん進み、それが細胞から細胞へと広がってしまうことです。

井上「病原体の遺伝子を細胞内で増幅する性質」は、ウイルスと同じですね。

村上　ウイルスのゲノムだけを複製してもウイルス粒子にはならず、本来は感染性がないはずなのです。しかし、多くの細胞はエクソソームという微小胞を放出しています。細胞がエクソソームというミクロな粒子を放出していることが１９８０年代に発見されました。しかし、それがどんな働きをしているかは最近までよくわかっていませんでした。２００７年になって、エクソソームが細胞から細胞へ移動して情報を伝達するということが明らかになりました。エクソソームの中にはＲＮＡや酵素などが入っています。エクソソーム中のＲＮＡが他の細胞に入ると、その細胞内で機能してタンパクが作られるのです。

井上　最近の10年ほど、エクソソームはがん研究の重要なトピックスのひとつになっていますね。

村上　ｍｉＲＮＡという短いＲＮＡがありまして、肺がんなら肺がんの細胞が放出するものには特殊なｍｉＲＮＡが入っているので、それを調べればがん診断が可能ではないかという話ですね。

井上　ヒトの37兆個の細胞は、主に神経とホルモンでコントロールされていますが、それだけでは制御機構として不十分なのです。そのために、多くの細胞が微小胞のエクソソームを放出して情報をやり取りしています。血中に放出された小さなカプセルの中に短い遺伝子ｍｉＲＮＡが入ることによって情報が伝わります。あたかも体内で細胞同士が手紙をやり取りしているようなものです。まさに「メッセンジャー」ですね。これが、なぜ、あるがん細胞が特定の臓器に転移するのかなど、さまざまな病理現象を説明する鍵になりつつあります。実は今回のレプリコンワクチンでは、同じような現象が体内で起こる可能性があります。

村上　レプリコンワクチンは、ウイルスが感染するのと同じような仕組みで拡散する可能性があります。問題は、これが汗や唾液、吐く息などにも含まれることです。２０２２年にその論文が発表されました。吐いた息を集めて分析すると、その中にエクソソームが入っているのです。

現在では、ほとんどの細胞がエクソソームを放出していることがわかっています。レプリコンワクチンを接種すれば、細胞内で増殖したｍＲＮＡや産生されたスパイクがエクソソームによって他の細胞に運ばれます。ひとつの細胞でつくったものが、別の細胞へと移動する。さらに、この伝搬が個体を超えて他の個体にまで広がる可能性が考えられており、大きな問題となっています。

そのため、レプリコンワクチンを打った人の近くに行くと具合が悪くなるという場合、吐息中にエクソソームが含まれており、それによりスパイクなどが拡散される可能性が考えられます。これはきちんと調査すべき大きな問題です。接種した人を集めて、吐息中にスパイクがあるか否か、どんな成分が入っているかなどを調べるべきです。

――「シェディング」はあるのか？

井上　エクソソームと関連している現象と似たものに「シェディング」と呼ばれる現象がありますね。これは「ｍＲＮＡワクチンを接種された人体から何かが出てきて未接種者に影響を与える現象」として知られています。われわれが学んできた最新の医学でも、「ワクチンを打った人からシェディングで第三者に何かを伝染させて影響を与えることなどはありえない」というのが常識でした。しかし、今回のｍＲＮＡワクチンではシェディングの被害を訴える方が大変多くおられます。

過剰反応すべきではありませんが、「火の無いところに煙は立たない」と言われるように、「患者の自覚症状の背景には必ず理由がある」と考えるのが医学の基本です。とくに今回のｍＲＮＡワクチンではシェディングの被害を訴えられる方が非常に多いことから、必ずその原因となる実態があると考えられます。

今回のレプリコンワクチンの特色を考えると、私も「mRNAワクチンによるシェディングも十分起こり得る病理現象」と考えるようになりました。一人の患者で異常な症状があれば、必ずその理由があります。「古くから常識と考えられてきた教科的概念も、一患者症例の出現で書き換えられてきたのが医学の歴史」です。

これは私が病理学の恩師から教えられた医学の原則です。水俣病やスモン病もそうでした。医学は「常に謙虚に一人の患者さんをていねいに診ていくことが基本」なのです。最初は「シェディングなんて現象が本当に起こりうるのか」と思っていましたが、多くの方々の訴えやレプリコンワクチンのメカニズムを考えると、これは近い将来に論文として報告される病態現象と思われます。

村上 私も、シェディングの仕組みは当初わからなかったのですが、そのような仕組みで起きている可能性があると考えられます。

エクソソームの大きさは、ウイルス粒子と同程度です。ワクチンさえ入手できれば、動物に注射して実験をやれるわけです。エクソソームを集め、それにmRNAが入っているか否か、スパイクが入っているか否かなどを簡単に確かめることができます。研究者にそういう実験をやらせるべきです。それをやるまでは、レプリコン型のワクチンは使うべきではありません。

井上　科学としては、このように非常に高い危険性が予測されます。しかし、日本政府、とくに経済産業省がそれを完全に無視しています。そのために経産省の補助金で、海外ではすでに終わっているｍＲＮＡ型ワクチンをつくる工場を今から全国各地につくろうとしています。

すでに完成した福島県南相馬市のサティアン（米国アルカリスと明治製菓ファルマ社）や久留米市のリサーチパーク（VLP Therapeutics Japan）では、従来型のｍＲＮＡワクチンに加えて、この新しいレプリコン型ワクチンを作る計画が進んでいます。日本が非常に危険なものを国民に接種させるのみならず、危険な生物兵器になりかねない遺伝子ワクチンを世界で最初に製造する国になろうとしています。

――ワクチン行政への不信感

村上　本来は厚生労働省やＰＭＤＡ（独立行政法人 医薬品医療機器総合機構）が命令し、まず実験をして確かめよというのが普通なのです。

井上　学問的に考えると非常にリスクが高いことがわかっています。それなのになぜ、政府が日本人の血税を使って補助金として危険な遺伝子医薬を押し通そうとするのか？　そこに今回のワクチン行政の根本的問題が隠されていると思います。

村上　それは日本が「ワクチン競争で世界に遅れをとった」という認識があるからではないでしょうか。ファイザー社やモデルナ社に先を越され、わが国は製造できなかったということです。本当は製造できなくてよかったわけです。ｍＲＮＡワクチンは、必ず失敗に終わります。

井上　政府も厚労省も「国民の命を守る」という最重要ミッションを捨てた状態にありますね。現在、政府は完全に日本人を見捨てた〝棄民政策〟を暴走させています。それを許しているのがわれわれ日本国民なので、実はわれわれが今回の加害者でもあるわけです。

村上　本来、動物を使った実験をちゃんとやれば、安全か否かが見えるはずです。それをやらないから問題なのです。実験をやりたい研究者も多くいるわけですから、その人たちにワクチンを渡せばいいだけです。ところが、それができないのです。

おそらく製薬企業との契約上の問題があり、実験ができないようになっているのでしょう。そうであれば、今度新たな変異株に対応したワクチンを契約する際に改定すればいいだけです。漫然と前と同じ契約をするから、状況が全然変わらないのです。

井上　この3年間の政策の異常な暴走を見ると、ワクチンの購入に関して、日本政府がものを言える立場にはまったくなかったことが見えてきますね。

村上　製造物に関しては、メッセンジャーしか入っていないはずのものに、相当量のDNAが混入していた。それは独立した複数の研究グループからも明らかにされたわけです。そのことを足掛かりに、もう一度交渉をやり直すのが当たり前のやり方です。

井上　それはきっちりした独立国家であればできることですね。しかし、今の日本はそのような基本的な権利を主張することすらできない立場におかれている可能性があります。われわれはそんな状況の戦後77年間を生きてきたのではないでしょうか。

今回のコロナ禍やワクチン行政の異常性を目の当たりにすることにより、「日本がどういう立ち位置で生きてきたのか」ということに初めて気づかされることになりました。今回の不条理なワクチン行政がそれを浮き彫りにさせるきっかけになったと思います。

村上　今回は「mRNAワクチンは、SV40がんウイルスのDNAの一部が混入したワクチン」ですから、それだけでも即時中止されるべき代物です。当然、日本政府は「ファイザー社はｍＲＮＡワクチンではないものを売っている」と言わなければいけないのです。「おたくの会社はＤＮＡのワクチンを売っているじゃないか」とメディアも声を上げなければなりません。もしそうなっていたら、「打たない」と判断した人はもっと多かったと思います。

井上　政府も大学や研究機関もマスメディアも、今はまともなことを発言できない状況にあります。国民はそのような中で自分たちの命をどのように守っていくのか？　これが現在の日本人にとって最も切実な問題になっています。

――ＩｇＧ４抗体の問題

井上　この章の冒頭に、今回のｍＲＮＡワクチンを打つと免疫力が低下し、帯状疱疹をはじめとするさまざまな感染症を発症しやすくなるというお話がありました。ワクチン接種によってＩｇＧ４という抗体が増えて免疫を抑制するということですが、この問題についてくわしくお聞かせください。

村上　抗体はＹの字の形をしています。その端の部分が抗原を認識して反応し、ウイルスに結合します。そして「ステム」という根っこの部分がリンパ球を呼び寄せる働きをしています。ウイルスのまわりを抗体が覆うと、それを白血球が食べてしまう現象を「貪食《どんしょく》」といいます。

井上　抗体というのは「ここに異物があるよ」というマーカーであり、そのマーカーを目指して白血球が食べに来るわけですね。

村上　人体には、ＩｇＭ、ＩｇＤ、ＩｇＧ、ＩｇＡ、ＩｇＥの5種類の抗体が存在します。今回のワクチンで誘導される抗体はＩｇＧ抗体です。これには4種類あります。この中でＩｇＧ1とＩｇＧ3はウイルスを不活化できます。いってみれば「いい抗体」です。

問題はＩｇＧ4で、「非炎症誘導性抗体」と呼ばれるものです。これが増えてくると、免疫能力が低下した状態になります。普通、抗体が結合するとリンパ球を呼び寄せる働きがありますが、ＩｇＧ4はそのような機能を持っていません。そのためにＩｇＧ4がウイルスに結合しても、白血球がそれを貪食できなくなります。

井上　本来の免疫の能力を発揮できないことになりますね。

村上　これはｍＲＮＡワクチンを打った場合のみに起こります。一般的に、ワクチンを打ってＩｇＧ4抗体が誘導されれば、そのワクチンは失敗作ということになります。

1回目の接種ではIgG4は誘導されません。しかし、2回目を打ってから7カ月ぐらい経つと僅かに増えてきます。そして3回目を打つと急に増え、4、5、6回目と回を重ねるたびに急激に増えていきます。初めは少なくても、接種をくり返すと激増してくることがわかります。

村上　IgG抗体は二つの結合部位を持っているため、スパイクに反応すると、スパイク・抗体・スパイク・抗体というように複合体が巨大化します。通常のIgGでは、抗体がスパイクに結合した塊は赤血球の表面に吸着して除かれる仕組みがあります。しかし、IgG4ではこの仕組みが働きません。

そのために、ウイルスが入ってきて抗原・抗体複合体がつくられても、その塊が除去できないのです。その結果、全身の血管が抗原抗体複合体により目詰まりを起こしてしまいます。そうなると、発熱もしないまま病気が悪くなり、最悪の場合は死に至ることになります。

井上　要するに、炎症反応が起こらずに死んでしまう。

村上　ウイルスには抗体が結合するとリンパ球が呼び寄せられ、炎症が起きて熱が出るわけです。しかし、IgG4ではそのような反応が起きないままウイルスが増えていきます。

井上　重症化せずに死んでいく方が増えている背景には、そういう病理学的なメカニズムが関与している可能性がありますね。

――がんが増える理由

村上　mRNAワクチンにはもうひとつ大きな問題があります。IgG4は、他の抗体が複数のリンパ球を呼び寄せる働きをも抑えてしまいます。

実は、「がん免疫」がこれで抑制されてしまいます。がんウイルスのまわりにIgG1抗体が結合し、これをやっつけようとするときに、IgG4抗体がやってくるとその反応が抑えられてしまいます。本来なら、抗体が結合したがん細胞はリンパ球に攻撃されるのに、それが起こらなくなります。そのためにがん細胞が異常増殖することになります。

ウイルスが感染した細胞でも、同じ現象が起きます。本来はウイルスが増殖した細胞には抗体が結合してリンパ球にやられるわけです。しかし、ここにIgG4が入るとじゃまをするので、ウイルスが増えやすくなります。

井上　海外では、ターボエンジンを積んだ車のように急速に進行する「ターボがん」が増えていることが話題になっています。

村上　私たちの体には毎日何百ものがん細胞が生じているのですが、通常はリンパ球などにより排除されています。しかし、ＩｇＧ４抗体が産生されるとその働きがうまく動かなくなり、がんが増えてしまうのです。

井上　スパイクの構造中に「エストロゲン受容体様の構造がある」ことも判明しています。このことから、女性ホルモンで活性化する細胞が増殖する可能性が議論されています。その代表が、乳がん、卵巣がん、そして白血病です。２種のタイプの白血病のうちのひとつがエストロゲン反応型です。

確かに最近、乳がん患者が異常に増えています。本来なら免疫系で抑えられていたがん細胞が、スパイクのエストロゲン刺激作用で活性化される。それに加え、ＩｇＧ４による免疫抑制作用も同時に影響する。そのような病態現象がｍＲＮＡワクチン接種者の体内でリスクを高めている可能性があります。

――ワクチン後遺症への対応を！

井上 われわれ日本人は、非常に歪められた情報に囲まれた〝情報鎖国〟の時代を生きています。今や日本国民の大半がこのワクチンを何回も接種されてしまいました。しかも、不勉強な医者が自分や家族に積極的にmRNAワクチンを接種し続けています。この先、日本では世界で例を見ないさまざまな病気が全国各地で起こってくると思います。

医学者や医療者のミッションとして、「ワクチン後遺症という問題にどのように向き合っていくか。また、多くの患者さんをどのようにケアしていくか」ということが、今後、日本人に対する大きな課題になってくるでしょう。

村上 自分を守るためにできることは、これ以上ブースター接種をしないことです。時間の経過とともに、ほとんどの細胞は入れ替わっていきます。せっかく治ろうとしているときにブースター接種することが一番の問題です。「何がなんでも打たせようとする政府の方針」にはもう騙されないことです。「打つのをやめる」のが最善の選択です。

mRNAワクチンに関しては、少し長い目で見る必要もあると思います。これが有望だという不勉強な研究者は、日本にはまだ多いと思います。しかし、2～3年経つと状況が大きく変わると思います。実際、ヨーロッパやアメリカでは「mRNAワクチンは猛毒」と認識されています。

井上　2023年7月末の時点で「mRNAワクチン＋副作用」のキーワードで論文を検索すると、すでに1万篇もの医学論文が報告されています。私のスマホには「ワクチン後遺症」に関する論文が毎朝10報以上届いています。その論文の中には、数百〜数千人もの被害患者の症例を解析した報告がたくさんあります。「ワクチンの不備を指摘する論文」がこれほど溢れているにもかかわらず、日本の医学会は未だに〝集団ヒステリー状態〟で正気を失った状態にあります。1日も早くこの異常な状態から抜け出せるかが日本民族の生死を分ける分水嶺になると思います。

　3年前に「有志医師の会」という心ある医師グループが立ち上がり、「どうすれば後遺症患者さんの症状を少しでも軽減できるか」を地道に勉強し続けています。後遺症に苦しんでいる方は、ホームページからそれぞれの地域の先生方に相談されるとよいでしょう。一人ひとりの顔の形が違うように、免疫はすごく個性豊かな生命機構です。後遺症の治療に関しては「初めは効いたが、次第に効かなくなった」、「この患者には効いたけれど、別の患者には効かなかった」などということがしばしば起こります。それでも、少しずつ情報が蓄積されていますので、あきらめずに治療に向かっていただきたいと思います。

日本の医学研究者や医師たちは、今こそ「なぜ自分が医学の道を志したのか」という初心を思い起こし、大半の国民が後遺症患者として生きていかざるをえない日本の将来を支えていただきたいと心より願っています。

第 4 章

ワクチン後遺症

Q & A

（注）この章は、筆者と松田政策研究所代表の松田学氏が発信している「オミクロンの正体Q&A」の動画をもとにQ&A形式でコロナとワクチンについて解説しています。

コロナ後遺症とワクチン後遺症

Q

新型コロナの後遺症として、疲労感・倦怠感、関節痛、筋肉痛、咳、喀痰、息切れ、胸痛、脱毛、記憶障害、集中力低下、頭痛、抑うつ、嗅覚障害、味覚障害、動悸、下痢、腹痛、睡眠障害、筋力低下などが挙げられています。オミクロンに感染しても、味覚がなくなるなどの後遺症が出るものでしょうか？

A

新型コロナの後遺症として挙げられている症状の大半は、第5波デルタ株までのACE2標的型スパイクが誘起した血栓症による病態が主体です。

実は、これとまったく同じ障害がmRNAワクチンによって発症しています。mRNAワクチンによって体内で産生されたスパイクタンパク質は、デルタ株と同様に「ACE2標的型組織障害」や「自己免疫疾患」を誘起します。

オミクロン株は、スパイクのプラス荷電が激増したことにより細胞表面の負荷電に結合しやすくなり、旧型コロナ風邪の60～70倍の感染力を持つようになりました。口腔～鼻粘膜の細胞表面には負荷電の糖タンパク質が多く、口や鼻から入ってきたオミクロン株はこの粘膜組織の表面に強く結合して感染します。オミクロン株の主な感染部位が喉粘膜であり、オミクロン感染による症状が喉粘膜限定型であるのはこのためです。

オミクロン株は喉粘膜への結合が極めて強いために血中へ移行しにくく、デルタ株のような血栓症は起こしにくい変位株です。

オミクロン株が舌の味蕾《みらい》の組織に感染すれば、味覚に影響してもおかしくはありません。しかし、そのような臨床報告は世界的にも稀であり、味覚障害はワクチン後遺症の可能性が高いと考えられます。

オミクロンは喉粘膜標的型の風邪ウイルスですが、旧来株より感染力が強くなっています。日本でオミクロン型ｍＲＮＡワクチンが接種開始されたのは２０２３年9月20日以降なので、それ以前のワクチン後遺症はすべて旧武漢型に起因します。唾液や舌粘膜表層組織のＰＣＲ解析またはスパイクタンパクやＮタンパクの免疫的解析により、ワクチン由来か否かがわかるはずです。

Q 新型コロナに感染して味覚や嗅覚に異状が現れたときの望ましい対策は何でしょうか？

A 口腔や鼻腔から侵入する病原体に対して、最も有効で簡単な感染症対策は、手洗い、うがい（濃い目の日本茶で）、鼻洗浄（生理食塩水で）、ガムなどで唾液を分泌し続けることです。これらは、コロナのみならず、インフルエンザやノロウイルスなどに対しても有効です。

味覚・嗅覚障害に関しては、味蕾組織や嗅覚受容体組織が障害される可能性に加え、血栓による脳の味覚・嗅覚野の障害が関与している可能性が考えられます。後者の場合は神経系の回復までに時間がかかります。しかし、多くの後遺症患者でこれらの症状は快復していますので、対症療法を続けることが大切です。

この嗅覚障害にはアロマセラピーによる嗅覚トレーニングが有効と考えられています。これは毎日2回ラベンダー精油を嗅ぐ方法です。アロマセラピーは精油による嗅覚刺激で脳機能を改善する方法です。味覚嗅覚障害に対する精油としてペパーミント、ラベンダー、アングスティフォリアなどの香りが有効とされています。しかし、精油の原液を直接皮膚や粘膜につけたり飲用したりしてはいけません。

Q

ワクチン接種から1年以上経っても腕や肩の痛みが残ったり、他にもさまざまな症状を訴える方が多くいます。これらの患者の中には「ワクチン後遺症」でありながら「コロナ後遺症」と扱われているケースが少なくないと聞きます。「コロナ後遺症」と「ワクチン後遺症」の違いは何であり、それらを見分ける方法はありますか?

A

今回のワクチン後遺症は、身体の大半の細胞が虚血性障害や免疫異常になる複合病態であり、医学史上初めてのことです。このため、従来の医学教育を受けた大半の医師には、何が起こっているかを診断できないケースがほとんどです。コロナ後遺症と遺伝子ワクチン後遺症はスパイクの毒性による病態が共通しており、症状の種類や頻度も似ています。このために大半の医者が「ワクチン後遺症」を「コロナ後遺症」と誤診しています。

ワクチン接種後に体調を壊した方はワクチン後遺症患者である可能性が高く、以下のことを理解する必要があります。mRNAワクチンの多くは異物処理臓器の肝臓や脾臓に取り込まれます。その次に多く取り込まれるのが骨髄であり、次いで卵巣、副腎、睾丸の順に高濃度蓄積します。そこで異物のスパイクが産生されると、感染細胞と見なされて免疫細胞により攻撃されます。多数の臓器や細胞の自己免疫病態が同時に起こるため、従来型の医学知識では対応できないのです。この障害は複雑多岐にわたり、頻度の多い症状としては以下のようなものがあります。

①スパイクとACE2受容体の結合で誘起される「血管障害と血栓症」に起因する全身臓器の障害（血栓症、心筋炎、ブレインフォグ、脳機能障害、視聴覚異常、自己免疫性肝炎、腎障害、呼吸困難）

②スパイクの「エストロゲン受容体様活性」による月経異常、女性器のがん（乳がんや卵巣がんなど）や悪性リンパ腫

③「抗原原罪やIgG4産生による免疫抑制」で帯状疱疹などの内因性ウイルスの活性化や日和見感染症の増加

④卵巣や精巣へのワクチン集積に伴う月経異常、卵巣不全、精巣異常による無精子症、不妊症、流産など
⑤頻回接種による全身臓器の自己免疫的複合病態
⑥現在、世界中から論文報告されつつある多様な免疫病態（狂牛病や神経系難病など）
⑦死亡

これらの病態や死因が新型コロナ感染によるのか、あるいは遺伝子ワクチンによるのかを鑑別診断することは可能です。コロナウイルスの感染による後遺症の場合は、病巣にスパイクタンパクとNタンパク（ウイルスの遺伝子結合タンパク）が同時に発現します。これに対して、ワクチン後遺症では、病巣にスパイクタンパクのみが発現します。この違いを免疫染色法で鑑別診断することが可能であり、現在、この「免疫検査法」を多くの医師が利用できるように開発中です。

今後はスパイクタンパクの分子構造や障害組織の遺伝子解析で、さらにくわしい病態がわかるようになります。

Q

ワクチンを接種した人がオミクロン株に感染した後、倦怠感、頭痛、腹痛などの症状が1カ月ほど続いたといいます。ワクチン接種がコロナ後遺症を長引かせたとは考えられないでしょうか？

A

今回の遺伝子ワクチンでは、接種後に「抗原原罪」と呼ばれる現象と「ウイルス中和能を阻害するＩｇＧ４抗体の産生」により免疫力が低下することが知られています。「抗原原罪」は２回接種以降に起こりやすく、ＩｇＧ４産生は接種回数が増える度に増加することが知られています。

このため、ｍＲＮＡワクチンの接種者は日和見感染症にかかりやすくなります。２回接種後に起こるブレイクスルー感染や帯状疱疹はその典型的な現象です。

このように、ワクチン接種者ではオミクロン感染でも後遺症が長引いたり増強する可能性があります。現時点では世界的にオミクロン株が主流になっているので、「ｍＲＮＡワクチンの接種者と非接種者の間で後遺症の重症度や期間が異なる可能性」に関する疫学データが得られる可能性があります。

抗ウイルス薬について

Q

オミクロン株に感染してPCR検査でコロナ陽性になった際、医師から抗ウイルス薬の「ゾコーバ」について、「妊娠中の方には処方できない」、「頭痛・吐き気・倦怠感などの副作用がある」、「服薬には同意書が必要」などの説明を受けました。これ以上、副作用が出たらつらいので飲まない選択をした結果、カロナールを処方されましたが、この選択は正しかったでしょうか？

A

それは正しい選択です。緊急承認されたゾコーバは約8万円もする新薬ですが、安全性や有効性は十分に検証されていません。オミクロン株のように、感染しても発症しない「無症候性感染」が多かったり、感染してから発症するまでの潜伏期が長い場合、ゾコーバのような「核酸代謝阻害剤」は正常な核酸代謝も抑制するので高リスクです。

とくに催奇性があるので妊娠の可能性のある女性は使用してはなりません。事実、ゾコーバは海外で多くの薬害を誘起しています。安全性、有効性がチェックされていない高額の緊急承認薬は使用しないのが安全です。

なお、オミクロン株には葛根湯や小柴胡湯加桔梗石膏などの漢方薬が安全で有効なことが論文で報告されています。

ワクチンの頻回接種について

Q 多くの専門家が、「ワクチンを接種しても時間が経過すると抗体価が低下するため、追加接種をして高めることが感染予防に有効である」と述べています。これは正しいのでしょうか?

A 専門家と自称する方々がこのような発言をしていますが、これは医学生レベルの知識です。大半の医師も「ワクチンで血中の抗体価を上げることが感染予防や重症化を抑制する」と誤解しています。

通常の病原体に対しては血中抗体を上げることが重要ですが、コロナウイルスでは血中抗体を上げることは逆にリスクを高めます。実際、新型コロナの親戚であるＳＡＲＳでは重症患者ほど血中抗体が高くなりました。これは新型コロナの重症患者でも同じです。

ワクチン先進国だったイスラエルなどの国々でも、頻回接種後に感染爆発が起こっており、コロナワクチンは逆効果だったことが明らかになっています。イスラエルがワクチンパスポートを撤廃した理由はこのためです。

これはロシア風邪以来130年間も人類と共存してきたコロナウイルスの特色のひとつです。新型コロナのように変異速度の速いRNAウイルスでは、抗体依存性感染増強（ADE）と呼ばれる現象があり、ワクチンを頻回接種するとADE抗体が生じて感染爆発することが知られています。今回も日本人に10種類以上のADE抗体ができていることが2022年に論文で報告されています。新型コロナは血中抗体を上昇させないように共進化してきたウイルスであり、ワクチンは逆に重症化させて増悪させる危険性があります。

Q シェディングについて

娘のクラスメイトの多くがワクチンを接種した後、ワクチンを打たなかった健康な娘が不正出血やヘルペス様症状を起こしました。接種者が非接種者に害毒をもたらす「シェディング」を疑っているのですが、シェディングは実際に起こるの

——でしょうか？

A

接種者から非接種者へ何かが伝搬される「シェディング」という現象は通常の医学知識では考えにくく、筆者も当初はメンタルな影響かもしれないと思っていました。しかし、「接種者と接するとさまざまな症状が出る」と訴える患者が急増しています。

医学は経験の学問であり、「患者の症状を基に考えること」が基本です。症状を訴える方々を注意深く観察し、「シェディング」は実在すると確信するようになりました。

現在、そのメカニズムに関しては二つの可能性を考えています。そのひとつは、有害な揮発性代謝産物に対する免疫アレルギー反応です。コロナ禍の初期にドイツの空港で「麻薬犬がコロナ患者を100％検出可能」というニュースがありました。麻薬犬の嗅覚はヒトの5000倍も鋭敏です。体臭の多くは共生微生物の揮発性代謝産物であり、嗅覚は病原菌などの存在を検知する鋭敏な防御機能として進化してきた感覚です。

武漢型コロナ患者の病態は「スパイクによる血栓症や血流障害が主因」です。ヒトのすべての組織や細胞はさまざまな代謝や解毒機能を持っています。体内でスパイクが産生されると全身で血栓症や血流障害が誘起され、これによりさまざまな解毒代謝機能も障害される可能性があります。

第5波までのＡＣＥ2標的型コロナやｍＲＮＡワクチンは、スパイクを介して血栓症や血流障害を誘起する共通の特色を持っており、さまざまな臓器の解毒代謝も阻害されます。このため、通常では解毒分解されていた揮発性の有毒代謝産物が排泄され、警察犬や嗅覚の鋭敏な方がそれに反応しても不思議ではありません。新築家屋のホルムアルデヒドに対してさまざまなアレルギー反応を発症する「シックハウス症候群」はその典型的な症状であり、化学物質を排除すると治ります。

ワクチン接種者からそのような病態代謝物が排泄され、これに反応する非接種者がいても不思議ではありません。事実、エステの従業員にはシェディングを訴える方が多く、手袋やフルボ酸の噴霧で症状が軽減することが知られています。

臭い分子に反応する嗅覚は、病原体の存在を検知する鋭敏な免疫装置でもあります。現代では質量分析装置でこれらの揮発性臭い分子を同定することが容易であり、そのような研究が望まれます。

もうひとつの仮説は、コロナウイルスのスパイクに対する免疫アレルギー反応です。

ｍＲＮＡワクチン接種者では、スパイクを含む膜小胞の「エクソソーム」が血中に分泌されます。これが呼気、汗、母乳などから排泄される可能性があります。エクソソーム膜表面のスパイクタンパクが、鼻粘膜や皮膚を刺激して免疫アレルギー反応を誘起する可能性も考えられます。

精子の減少について

Q 新型コロナの感染で精液の質が低下するということはありますか？

A スペインの不妊治療中の男性45人（平均年齢31歳）で「新型コロナ感染後に精液の質が低下する可能性」が報告されています。精巣にはACE2受容体は少ないので、コロナに感染しても精巣機能が障害される可能性は低いと考えられます。しかし、遺伝子ワクチンでは深刻なことが起こります。

ドイツの健常男子がmRNAワクチンを接種して140日後に死亡し、法医解剖された結果、「睾丸では多量のスパイクタンパクが産生されており、精子が存在していなかったこと」が判明しました。ポリエチレングリコール(PEG)でコーティングされたmRNAワクチンは、左側の肩筋肉内に接種された後に総リンパ管を介して大半が左側頸静脈から血中に入り、長期間循環し続けます。そして全身組織に取り込まれ、そこでさまざまな障害を誘起します。

血中に流入したワクチン粒子の多くは異物処理臓器である肝臓や脾臓に蓄積(約30%)します。次いで多いのが、骨髄、卵巣、副腎、精巣上体の順であることが厚労省のデータで判明しています。重量当たりの蓄積量は卵巣が桁違いに多いことも判明しています。このため、mRNAワクチンでは自然感染よりも遥かに深刻な全身性病態が誘発されます。

卵巣や精巣上体にはmRNAワクチンが高濃度に蓄積されるので、男女を問わず生殖世代には深刻な問題となります。この事実は、将来、不妊に悩む生殖世代が激増する可能性を示唆します。このように有害無益の遺伝子ワクチンを決して若者に接種させてはなりません。

子どもの感染と子どもへのワクチン接種

Q

夏風邪の一種の「ヘルパンギーナ」などの症状を訴える子どもが増えているようですが、その理由は何でしょうか？

A

夏風邪のヘルパンギーナでは数日の潜伏期で発熱と喉に水疱や赤い斑点が生じますが、大半は数日で熱が下がります。
自然免疫力を強化する小児期に過剰な感染対策を強いられると、免疫抵抗力が低下する可能性が考えられます。子どもたちには太陽の下で元気に遊び回りながら、免疫抵抗力をつけさせることが大切です。

Q

子どもへのワクチン接種年齢が引き下げられています。厚労省の専門家部会は、ファイザー社製ワクチンの「6カ月～4歳以下にオミクロン株BA.4・BA.5対応型ワクチンの1～3回目接種と4回目以降の追加接種」を承認しました。これによって「6カ月以上の全日本人にオミクロン対応型ワクチンを接種可能」となりました。モデルナ製は「6~11歳に従来株への1~2回目接種とオミクロン株への追加接種(3回目以降)を対象」としています。メーカーによって接種可能年齢が異なる理由は何でしょうか。また、低年齢の子どもたちへの接種はどんな影響があるのでしょうか?

A

ファイザー社とモデルナ社の年齢適用条件に特別な医学的理由はありません。両社とも接種対象年齢を引き下げることで、利益を最大化しようという意図が透けて見えます。

厚労省のデータでは、「mRNAワクチンが卵巣と精巣上体に高濃度に蓄積すること」が判明しており、接種された子どもたちはこれらの臓器の自己免疫疾患で月経異常、無卵子、あるいは無精子状態となる危険性があります。

ちなみに、オーストラリアと英国の妊婦接種者の流産率は74%にも上っています。mRNAワクチンの危険性は、世界では周知の事実となっています。このように危険な遺伝子ワクチンを幼児にまで接種させることは、即刻中止させるべきです。

ワクチンと母子手帳について

Q ワクチンは「医学史上最大の発明品」とされていますが、本当にそう言えるのでしょうか?

A これまでは、それが医者の常識でした。しかし、今回の遺伝子ワクチンの暴走劇でその神話が崩れ去りました。

大半の医師は、医学生時代に「ジェンナーの種痘の歴史と天然痘撲滅」の講義を受けて「ワクチン神話」を信じています。半世紀前の大学院生時代に「安全なワクチンの開発」を研究していた筆者も、パンデミック騒動が始まるまで、この「ワクチン神話」を疑うことはありませんでした。しかし、冷静に考えてみると、現代科学の視点で安全性と有効性が証明されているワクチンは例外的であると考えられます。

日本では馴染みの深いインフルエンザワクチンも、1987年の「前橋レポート」によって、「集団接種してもしなくても流行状況に変化が見られないこと」が明らかになり、厚労省が見直した結果、学校での集団接種が中止されたという経緯があります。

ワクチンの最高峰とされている「天然痘ワクチン」も、弱毒化ウイルスが培養中に〝復帰変異〟で強毒化し、それによって多くの人が死亡している歴史的事実があります。コロナ禍の中、一時報道された「サル痘」は「猿の天然痘」であり、その予防には「ヒト型天然痘ワクチン」が接種されます。しかし、不用意に接種すると、復帰変異で天然痘がパンデミックとなる可能性があるのです。このために、サル痘ウイルスを撒いた者たちにも天然痘が無差別に感染することになります。サル痘が自然にメディアで報道されなくなった理由には、このような背景があったと考えられます。

母子手帳に記載されているすべてのワクチンも、その有効性と安全性を現代医学の視点で再評価する必要があります。

「子宮頸がんワクチン」は、子宮がんではなく〝イボウイルスに対するワクチン〟であり、リスクとベネフィットのバランスには大きな問題があります。そのため、母子手帳でもインフルエンザワクチンや新型コロナワクチンと同様に「任意接種扱い」になっています。

任意接種扱いされているワクチンは、無効か有害な可能性が高いので接種すべきではありません。

ちなみに、新型コロナのｍＲＮＡワクチンは基本的設計ミスであるため、接種は「百害あって一利なし」です。今後開発されるmRNA型ワクチンも、すべて同様の薬害を誘発する可能性があります。

新たに開発されつつある「自己増殖型レプリコンワクチン」と呼ばれる次世代型ワクチンは、何が起こるかわからない代物です。これも免疫学の基本を無視した危険な欠陥商品であり、接種すべきでないことはもちろん、開発すべきワクチンでもありません。

Q

「母子手帳」には、生後から実にたくさんの種類のワクチンを打つよう記載されています。打つべきワクチンと、打つべきでないワクチンをどのように見分ければいいでしょうか?

A

これは大変重要な問題です。母子手帳に記載されているワクチンは、そのすべてについて安全性と有効性を現代科学の視点で再検討する必要があります。安全性と有効性が科学的に証明されない限り、接種は慎重に行うべきです。しかし、その検証にはきわめて長い期間と膨大な費用が必要であり、現実的には不可能です。

そのために、米国以外の先進国で一律に推奨されているワクチン以外は、日本でも接種不要と考えるのが現実的対応になります。

ちなみに、米国で近代以前の生活様式を守り続けているアーミッシュの社会では、ワクチンを接種していませんが、彼らは非常に健康で、アレルギー性疾患も皆無です。今回の新型コロナでもほとんど被害がありませんでした。

母子手帳は、敗戦直後に米国の乳業組合によって日本に押しつけられたものです。貧しかった当時の栄養不足時代には一定の役割を果たしたと考えられます。しかし米国内では、はるか昔に消えてなくなっている代物です。

グローバル製薬企業が今回のワクチン問題でどのような対応をしてきたかを冷静に考えれば、日本での母子手帳の使用を考え直すべきときです。ちなみに、母子手帳に記載されているワクチンは「すべて任意接種の自己責任」です。今回の不条理な遺伝子ワクチン政策を科学的に検証し、日本のワクチン政策を冷静に考え直す必要があります。

Q

子どもへのワクチン接種を迷っています。ワクチン接種はどこまで必要なのでしょうか？

A

これは子育て世代のお母さんにとっては大変深刻な問題です。２０２３年４月から「四種混合ワクチン（ジフテリア・破傷風・百日咳・ポリオ）」の定期接種が「生後３カ月から２カ月に前倒しで可能」になりました。それは「百日咳に３カ月前でもかかりうるから」という非科学的な理由からです。

四種混合ワクチンを生後２カ月目から接種可能にしたことで、ＨＩＶ、小児用肺炎球菌、Ｂ型肝炎、ロタウイルスと合わせて５種類のワクチンの同時接種が可能となりました。

同じく４月から９価のＨＰＶ（ヒトパピローマウイルス）も公費で接種可能となりました。ＨＰＶワクチンは小学６年生から高校１年生の女子を対象として２０１３年から定期接種になりました。しかし、深刻な慢性疼痛や運動機能障害などの被害が出たため、２カ月後に「積極的接種勧奨」が中止されたという経緯があります。

ところが、厚労省はコロナ禍のドサクサにまぎれて、２０２１年11月に積極的勧奨を再開し、２０２３年４月からは従来型ＨＰＶワクチン（2価と4価）に９価ワクチンの定期接種も加えました。

従来、９価ワクチンは３回接種が必要でした。現在では、15歳になる前日までに１回目を受けた場合は２回の接種でよいのですが、初回接種が15歳以降の場合は３回接種が必要になります。その合理的な説明はなされていません。

野生株のポリオ感染は、アフガニスタン、パキスタン、モザンピーク、マラウイなどで見られます。また、不活化ポリオワクチンの接種率が高いイギリスやアメリカでは、生ワクチンの接種によるポリオが発生しています。

日本ではポリオの不活化ワクチンを１歳６カ月までに４回受けるのが標準であり、５～６歳で５回目の接種を自費で受けることが推奨されています。日本では「予防接種法」に基づき、公費の定期接種と自費の任意接種があり、重大な副反応や後遺症ではどちらも補償が受けられますが、両者の補償額は大きく異なります。

２０２０年10月にロタウイルスワクチンが定期接種になり、接種間隔も見直され、接種間隔のルールもなくなりました。日本の赤ちゃんが１歳前に接種するワクチンは６～７種類であり、接種回数は15回以上にもなります。

日本で同時接種が積極的に行われだしたのは10年前からです。

日本では、１９６５年に日本脳炎ワクチンが、１９７４年には水痘ワクチンが開発され、数多くのワクチンが定期接種となりました。

しかし、１９８０年代後半から、百日咳ワクチンや日本製ＭＭＲワクチン接種後の副作用に対する訴訟が続いてワクチンへの不信感が高まり、１９９４年に予防接種法が大きく改正されて「義務接種」から「努力義務」に変わりました。

ＷＨＯが全地域に推奨するのは、「ＢＣＧ、ポリオ、ＤＰＴ、麻疹、風疹、Ｂ型肝炎、ＨＩＶ、小児用肺炎球菌、ＨＰＶ、ロタウイルスの10種類」です。日本では２０１３年からヒブ、小児用肺炎球菌、ＨＰＶ、２０１６年からＢ型肝炎、２０２０年からロタウイルスが定期接種（10種類すべて）となりました。ヒブと小児用肺炎球菌のワクチンが定期接種になり、細菌性髄膜炎での死亡や後遺症は減少したと言われています。

他の先進国の子どもが受けているが日本の子どもは受けていない予防接種には、「髄膜炎菌ワクチン、Ａ型肝炎ワクチン、黄熱ワクチン、男子のＨＰＶワクチン」があります。しかし、これらは居住地域で流行していなければ接種は不要です。

日本では日本脳炎ワクチンが定期接種ですが、接種しない国が多く、アメリカではＢＣＧも接種していません。そのため、海外旅行や海外出張の際に、出向地域での感染症に対応する「トラベラーズワクチン」が必要になります。日本では未承認で使えないワクチン（腸チフス、コレラ、ダニ媒介脳炎など）もあり、人がグローバルに移動する時代のワクチンギャップも解決すべき問題です。

ワクチンと超過死亡

Q

5類移行後に日本の超過死亡数は減少しています。これはワクチン接種者の減少によるものでしょうか。ワクチン非接種者のほうが新型コロナ以外での死亡率が高いという分析がありますが、本当でしょうか?

A

国立感染症研究所によると「過去5年間のデータと比べても、新型コロナが5類移行後、全国的に超過死亡数の増加は見られない」とのことですが、これは誤りです。「実際の死亡者数」が「過去から推定される死亡者数＝例年亡くなる人数」を上回っていると「死亡者数が増えた何らかの要因がある」とするのが「超過死亡」です。

超過死亡は、ある事象がどのくらい社会に影響したかを知る指標となります。高齢化が進んでいる日本では死亡者数が年々増えていますが、ワクチン接種が開始された2021年度から2023年度までは超過死亡が激増し続けています。

ある国立大学教授は「去年は大幅な超過死亡が見られたが、その理由は感染力がとくに強いオミクロン株が広がり、重症化の割合は低いが感染者数が増加して死亡者数が多くなったからだ」と述べました。これは、オミクロンの医学的特性を知らないことによる完全な誤解です。事実、接種者と非接種者の間で死亡人数に差がなかったことから、WHOや米国のCDCですら「ワクチンは感染リスクを軽減させなかった」と分析しています。

毎年の死亡者数は冬季に多く、桜の季節とともに減少していくのが基本であり、「5類移行後の超過死亡数の減少の理由」を明確に説明することは困難です。しかし、「平年と較べて5月以降の死者数も著しい高止まり現象を示していること」は、ワクチンの被害が続いている可能性を示唆します。

Q

超過死亡とワクチン接種との因果関係はあるのでしょうか？

A

厚労省は、「ワクチン接種後に亡くなったことは、必ずしもワクチンが死因とは限らない。接種と死亡との相関関係は高いが、それで因果関係があるとは結論づけられない。人はワクチン接種と無関係に突然命を落とすこともある。接種後の死亡は、ワクチンとの因果関係を調査することが大切である」としています。

これはその通りですが、厚労省は「接種後の死亡とワクチンとの因果関係」をいっさい調査しておらず、病理解剖でワクチンが原因と診断された症例まで「因果関係不明」として処理しています。

厚労省は「新型コロナワクチンを含むあらゆるワクチンは大規模臨床試験で安全性が確認された後に医薬品として承認されて接種されている。ファイザー社やモデルナ社のmRNAワクチンも臨床試験で重篤な副反応がないことが確認され、接種後も個別の死亡事例についてワクチンとの関係が慎重にモニタリングされて安全性が確認されている」としています。

しかし、これは事実ではありません。ファイザー社の内部資料には「1291種類の副反応」が報告されており、異常な死亡率も記載されています。そのリスト中には「接種後の致死的心筋炎」も報告されており、接種開始後に「接種に伴う重篤な副反応」として追加で注意喚起されたことを覚えておられる方も多いでしょう。

ファイザー社のmRNAワクチンの第3相試験は2023年5月末に終了しましたが、その危険性や有効性はいまだに開示されていません。

厚労省は「2022年1月〜10月までの超過死亡は過去の同期間（2017〜2021年）

と比べて最も大きい規模となっているが、超過死亡のピークがコロナ感染の流行時に観察されていることからオミクロンが主因」としています。

しかし、これも事実ではありません。日本では感染拡大時期にワクチン接種数も増加し、波の収束と同時に接種率も低下しています。２０２３年春以降はオミクロンの顕著な感染ピークは見られませんが、超過死亡数は激増し続けています。

医療とビジネス

Q

財務大臣諮問機関の「財政制度等審議会」が明らかにした「政府の骨太の方針への意見書」の内容に唖然としました。これによれば「接種医師の時給」は「17万9800円」であり、「合計90万床の中で確保したコロナ病床は全体の5％程度」だったとのことです。

また、「我が国ではコロナ発生以来3年間に総額約5兆円の病床確保料が病院に交付」され、平時の入院診療収益が病床あたり1日3万5974円から43万6000円へと12倍に跳ね上がっていたということです。この結果、病院の利益率は

0・6%の赤字から7・5%の黒字にV字回復しました。一連のコロナ禍やコロナ騒動で、ワクチン接種医師も病院も大儲けしていたことになります。なぜ、このような問題が放置されるのでしょうか？

A

米国と日本は、医療を「産業ビジネス」としているところに大きな問題があります。日本の人口あたりの病床数は世界一です。この病床数を埋めないと病院経営が成り立たないという事実に対応して、さまざまな問題が生じてくるのです。

医学を目指す学生や医師の大半は大変真面目な勉強家です。ただ、現代は膨大な医療情報が日々押し寄せるため、これについて行くだけで精一杯の状態です。そのために、大半の医師には医療経済学的知識を学ぶ余裕はありません。

現代の大学医学部における卒後教育、専門医制度、学会等は巨大製薬企業の資金援助で運営されており、その影響を大きく受けています。この利益相反関係のために、教授をはじめとする医学会関係者の多くは、巨大製薬企業の営業マン的役割を果たしているのが現実です。その結果、毎年40兆円近い日本人の血税が欧米の巨大製薬企業に吸い取られています。20世紀には「軍産複合体が先導する戦争が巨大ビジネス」でしたが、今世紀ではそれに「医産複合体」が加わり、「健康医療産業」で巨大な利権が生まれています。

今回の不条理なコロナ騒動や遺伝子ワクチン騒動は、それが明白な形で露呈しました。日本人の命と健康を守るためには、このような医療構造を根本的に改革して正常化する必要があります。

第5章

対談02：〝遺伝子至上主義〟がもたらす危険な未来

福島雅典（京都大学名誉教授）×井上正康

生命原理を無視したｍＲＮＡワクチン――。「新型コロナウイルス感染症について科学的な分析がなされていない」という京都大学名誉教授の福島雅典氏とワクチンの実態を語る。

福島雅典　ふくしま・まさのり　京都大学名誉教授

１９４８年生まれ、１９７３年名古屋大学医学部卒業、１９７８年愛知県がんセンター・内科診療科医長。１９９４年には世界中の医療従事者が信頼を寄せる診断・治療マニュアル「ＭＳＤマニュアル（旧メルクマニュアル）」の翻訳、監修。２０００年から京都大学医学部教授、附属病院外来化学療法部長。２０１３年から神戸医療産業都市の先端医療振興財団・医療イノベーション推進（ＴＲＩ）センター長などを歴任。２０２１年アカデミア発の臨床研究の推進などを目的とした一般財団法人「ＬＨＳ研究所」（名古屋市）を設立。

――生命原理を無視したmRNAワクチン

井上　一連の新型コロナ騒動では、mRNAワクチンがもてはやされ、あたかもパンデミックを解決するための切り札のように報じられてきました。私は当初、「まともな医者ならこんな危険なものには決して手を出さないだろう」と思っていました。しかし、あろうことか多くの医者が率先して接種を勧めるという事態になりました。この状況をどうご覧になっていますか。

福島　今の医者の大きな問題は、「生物学」を知らないことです。高校の「生物」はすごく重要です。

私は小学生のときに新聞で「葉緑体」の話を読んで興味を引かれました。光合成ができるようになったら、これはすごいことになるのではないかと。高校生になってオパーリンの『生命の起源』や、江上不二夫先生の『生化学』をむさぼり読んで、将来は生化学者になりたいと思うようになりました。結果的には医学部に進みましたが、原点は生物学や生化学にあるわけです。

養老孟司先生が『疫病の時代』という本の中で、「罹る人は罹るし、罹らない人は罹らない。これが疫病だ」という趣旨のことを書いています。これは至言であり、生命の原理そのものと言ってもいい。

ところが、今ではすべてを遺伝子で説明できるというような〝遺伝子至上主義〟の様相を呈しています。

井上　ワクチンに対しても〝無条件によいものだ〟と考えています。

福島　mRNAワクチンは画期的だと言われていますが、私はこんな危険なことをなぜやったのだとしか思いません。高校の生物学をちゃんと理解していれば、「これはおかしい。こんなことをやっていいのか」と思うはずです。厚生労働省のホームページを見ると、「mRNAはすぐに壊れるから安全です」と書かれています。だとすれば、それほど効果はないということになる。そこで、シュードウリジンで壊れないように修飾し、しかもナノパーティクルに包んでいるので、長期間壊れなくなっています。二重三重に危険性が増しているのに、そのことに気づいていないこと自体が驚きです。

井上　ゲノム解析ばかりで遺伝子しか知らないような人たちが、シャーレの中の細胞だけで実験をすると、効率よくスピーディーに再現性のあるデータが取れる。そうやってタコツボの中の世界しか知らない人たちが、『ネイチャー』や『サイエンス』に取り上げられて注目を集めます。今の医者は、人間がどのように感染し、病気になり、死んでいくのか、その一連の姿を俯瞰的に診るトレーニングをされていません。生き物としての人間の全体像を見る力が大きく欠けているのです。

福島 これは重要な指摘です。医学部というのは、偏差値が高い人が入ります。数学や英語ができると入りやすくなり、生物学に興味がなくても、数学と物理が得意ならば試験をパスできます。

われわれは、科学というものはまだ未熟であることを知らなければなりません。ところが、遺伝子をやっている人たちは、遺伝子配列がわかっただけで、あたかもすべてが解明されたように思い込んでいる。これはとんでもない誤解です。

今や、遺伝子自体があやふやな概念になりつつあります。ゲノム中で遺伝子として発現してタンパク質につながるところはほんの数%で、15%はイントロン(遺伝情報を持たない部分)、他はトランスポゾン(動く遺伝子)などです。結局、全体像は未知なのです。

井上 遺伝子の配列だけはわかったけれども、何をやっているかは九分九厘わかっていない状態ですね。

福島 とくに細胞が細胞周期を経て変わるときには大きく変わっている可能性があります。

だけど安定性を保っている。そのダイナミズムと恒常性が今の生物学の根本的な課題なのです。

それだけではなくて、ミトコンドリアの遺伝子と核の遺伝子がどういうコミュニケーションをしているのかもほとんどわかっていない。ミトコンドリア遺伝子は、電子伝達系の核心的部分だけは持っていますが、それ以外は核から借りています。つまり、共生生命体なのです。このような生命の共生現象の中で、ウイルスに感染したら、それがどうなるのか？ウイルスが持っているゲノムはヒトのゲノムに組み込まれる可能性があると考えるのが普通です。事実、人間のゲノムの3割近くはウイルス由来だと考えられているわけです。

――後遺症との因果関係は明らかだ

井上　シュードウリジンの導入でｍＲＮＡが分解されないようになったことによって、ヒトの遺伝子に逆転写される可能性が高くなりました。通常はエイズのような逆転写酵素を有するウイルスにかかったときは危ないが、それは頻度が少ないといわれていました。しかし、もともと普通の人が持っているポリメラーゼ（ＤＮＡやＲＮＡの合成を触媒する酵素）の中に、逆転写酵素活性が2種類あるという論文が出ています。mRNAが分解されずに長く細胞内に留まると、核の遺伝子に入る可能性が十分あります。

福島 トランスポゾンのLINEの中に入り込むと、6時間で逆転写されて核の中に入り込むことがわかっています。シュードウリジンによる安定化だけではなく、脂質のナノパーティクルに包まれることも大問題です。つまり、遺伝子が脂質の二重膜に取り込まれると疑似ウイルスになるのです。

井上 いわゆるリポソームですね。

福島 それがどういう問題を引き起こすのかというと、細胞にはサッキングリフレックス（吸啜反射）と呼ばれる、乳児の口に何かが触れると反射的に吸引するような作用があります。細胞も生き物なので、ナノパーティクルが来るとパクッと食いつくのです。

井上 しかも、今回のワクチンはポリエチレングリコール（PEG）で表面をコーティングしています。リポソームの表面にPEGをつけることによって、長期間血中を循環し続けることになり、その間にあらゆる細胞にどんどん取り込まれてしまいます。

福島 ナノパーティクルが細胞の表面にくると取り込むのです。ウイルスでも細菌でも取り込むのです。ものを取り込むのは、生命や細胞膜の本質と言ってもいいと思います。このようにして取り込まれたものが何をするかは、よくわかっていませんでした。ところが今回、このワクチンが擬似ウイルスみたいなものとして取り込まれることがわかりました。さらに、これを取り込んだ細胞は、そのメッセンジャーRNA（mRNA）をマイクロRNAと同じようにエクソソームとして放出するのです。

このエクソソームはさまざまな場所へ行きます。どこに行くかも司令を受けていますから、脳に行く場合もあれば、他の臓器に行くこともある。今ようやくそういうことが次々と論文で報告されつつあります。ワクチンの遺伝子がゲノムに組み込まれることと、エクソソームとして細胞から放出されることは確実です。

井上　おそらく、それが「シェディング」と呼ばれている現象とも関係していると考えられます。ウイルスが感染したときも、感染した細胞から餅がちぎれるように出ていって、他者へ感染します。これはまさにシェディングのメカニズムそのものです。これは人体を使って初めての実験を世界中でやっていることに他なりません。

福島　もうひとつ重要なことがあります。mRNAはスパイクタンパクを作り出すわけですが、スパイクタンパク自体が毒性を持っていることが判明しています。スパイクタンパクが結合する分子（ACE2受容体）が多くの細胞にあり、とくに血管の内皮細胞に多いのです。スパイクがACE2受容体に結合すると、細胞が障害されることがわかり、それがワクチン接種後の重大な副反応の原因であることが明らかになりました。いまだに因果関係は不明などと言っていますが、もうはっきりしています。

そもそもこういうことが起こる可能性があるというのは、基本的な生化学の知識と基礎的な生物原理に関する知識があればわかるはずです。「遺伝子配列さえ明らかになれば、mRNAですぐにワクチンを作れる」——そんな単純なものではないことを、今回思い知らされたということです。

——有効性も安全性も確立していない

井上　ワクチンを筋肉注射するということは、基本的な自然免疫の洗礼を受けずにいきなり体内で病原体が出現することになります。人類の歴史の中ではありえないことをやったのです。この危険性がいっさい評価されてないのが大きな問題です。

福島　とくにいけないのは、骨髄の幹細胞がそれを取り込んだ場合に、それがどうなるかまったく不明であることです。単純に樹状細胞が取り込んで、抗原を提示していくという免疫のメカニズムで進行するとは思えません。

井上　厚生労働省のデータを見ると、接種後48時間で最も多く入るのが肝臓と脾臓です。次が骨髄、そして卵巣、副腎、精巣上体の順に続きます。組織重量あたりでは、卵巣に最も多く取り込まれます。つまり、ホルモンをコントロールする臓器や次世代を作る臓器にワクチンが大量に取り込まれるのです。学生や若者にこのワクチンを接種したので、今後、子どもが生まれる国でいられるか否かは不明です。日本がそのような人体実験の結果を最初に知る国になってしまったわけです。

福島　このワクチン自体が自然免疫を抑えるということが、さまざまなデータからわかっています。つまり、異物が入ってくると通常はインターフェロンで対応しますが、それが抑えられてしまう。自然免疫を抑えられるということは、ありとあらゆる感染症が起こっても不思議ではないのです。パンドラの箱を開けたようなものです。

井上　エイズの症状が出ていますね。これは海外では〝ワクチン誘導型エイズ（VAIDS）〟と呼ばれています。

福島　この遺伝子ワクチンは、有効性も安全性も確立されてない段階で緊急承認してしまったのです。〝利益がリスクに勝るので打て〟と言っていますが、どのような根拠で〝利益がリスクを上回る"と言えるのか不明です。

みんなが立ち止まって考える時間がないうちに、接種が始まりました。そういう段階でやることがいかに危ないか。そのことは、これまでの日本が薬害でさんざん経験してきたはずです。

私が初めて『ネイチャー』に書いた論文は、「クレスシチン」や「ピシバニール」に関してです。1980年代にがん医療を席巻していた抗がん剤です。有効性が実証されてないのに、日本ではがん患者さんに使われている。そのことに異を唱えました。

本来なら治るはずのがん患者さんが抗がん剤によって治らなくなっていることに憤りを感じ、このことを全世界に知ってもらう必要があると考えたのです。これをきっかけに、厚生労働省はGCP（医薬品の臨床試験に関する実施基準）を取り入れました。そのような経緯があって、薬の安全性と有効性が保証されるようになりました。

そのことで私は京大に招かれ、日本で初めて薬害防止の科学としての「薬剤疫学」という講座を立ち上げました。以降、牛海綿状脳症（BSA）では肉骨粉の輸入禁止、糖尿病薬トログリタゾンに対する警告表示などに関わり、肺がん治療薬イレッサの使用をやめるように働きかけてきました。

井上　医薬は病人に投与するものですから、リスクとベネフィットのバランスを考え、多少のリスクがあってもベネフィットが大きければ投与することになります。しかし、ワクチンの場合は健康な人を対象に、けた違いの数の人々に打つわけですから、圧倒的に安全性が担保されなければ使ってはならないはずです。われわれはそのような大原則を学んできたはずですが、遺伝子ワクチンといわれているものに対しては、いとも簡単にその原理原則が忘れ去られました。

実は、〝遺伝子ワクチン〟と呼ばれているものはワクチンではなく、半世紀間失敗し続けてきた〝遺伝子治療薬〟なのです。現在まで、遺伝子治療薬でマトモに使えるものは皆無であり、今後、遺伝子ワクチンが安全に利用可能かは大いに疑問です。

福島　ありえないでしょう。現在の科学水準では無理です。つまり、生命体の共生、細菌と多細胞生命体との共生、さらにはウイルスとの共生には、常に相克が起こっています。現時点では、そのからくりがまったくわかってないので、自然のまねごとをしても、そうそううまくいくはずがありません。

――蔓延したのは〝ワクチン信仰〟〝医薬品信仰〟だった

井上　今回、なぜあっという間に危険な遺伝子薬が暴走したのか？　これはワクチンではないものを「ワクチン」と詐称したところに、ファイザー社やモデルナ社のセールス戦略的ポイントがあったと思われます。それは「ワクチン」だということでパンデミックでは緊急承認が可能になるからです。

福島　実際には政治主導ですよ。責任ある政権としてこの疫病に対して何らかの手を打っているというアリバイづくりではないでしょうか。われわれはアリバイ工作に引っかかっている。おそらく製薬企業は、このワクチンの危険性については知っているでしょうね。

政府としては何らかの手を打たないといけない。そこで「今、頼りになるのはワクチンだ」というわけです。しかし、医学や科学の視点から、「mRNAや脂質ナノパーティクルをワクチンとして用いて大丈夫なのか？」を考え、もう一度原点に戻って、オーソドックスなワクチンの開発でやっていくべきなのかどうかを判断するポイントはあったと思います。

しかし、そのときに打ち出されたのが〝ワクチンですべて解決する〟という方針でした。

これによって信仰の領域になってしまいました。

井上　「ジェンナーが開発したワクチンで天然痘が撲滅された」という医学部の教育にその根本的原因があります。わずか数十分程度の講義を聴いて以来、大半の医師は〝ワクチン信仰〟を抱いてしまい、それが医学界に根づいています。

実は、天然痘よりも天然痘ワクチンによる死者のほうがはるかに多い事実があります。弱毒化した天然痘ウイルスを用いるワクチンでは、培養により大量生産する際に〝復帰変異〟と呼ばれる突然変異が起こり、ワクチンウイルスが強毒化することが頻繁に起こるのです。

インフルエンザワクチンも、〝前橋レポート〟によって集団接種をした学校としてない学校で差がないことが判明し、厚生労働省が5年間かけて再調査した結果、集団接種が中止されたのです。

福島　RNAウイルスのワクチンなんて、そもそも理論的に間違っています。歴史的に言えば、コロナウイルスというのは〝普通の風邪ウイルス〟なのです。当初、風邪のウイルスだから日本人は感染しにくいのではないかという議論がありました。ひとつの仮説は交差免疫です。事実、神奈川の歯科大学の先生方がワクチン未接種で非感染の医療従事者の唾液を取って調べたら、コロナに対するＩｇＡの抗体がありました。これは重大な感染防御のデータです。

マスコミは、日本の研究者がいかにも劣っているかのような書き方をしましたが、日本からも優れたデータが出ており、重要な論文もありました。たとえば、ダイヤモンド・プリンセス号では、不顕性で何日間もウイルスが存在している人がいることを、藤田医科大学の土井教授らがレポートしています。また、府立医大の先生方は早い時期に、「ウイルスが16時間皮膚にとどまる」というデータを明らかにしています。北海道大学の先生方は唾液で同定できることを報告し、京大の先生はＰＭ２・５によって感染が増強することを報告しています。防疫に関する重要な論文も、２０２１年までにほとんど出そろっている。それにもかかわらず、それらの情報を無視して、ワクチンに暴走したのです。

それは、〝なんでも薬やワクチンで解決する〟という医薬信仰主義みたいなものです。インフルエンザワクチンですら、本当に効くというエビデンスはありません。このｍＲＮＡワクチンは、自然原理や生物原理に反しているわけですから、うまくいくはずがありません。

コロナウイルスのように頻繁に変異するウイルスにワクチンや薬を投与したら、よけいに耐性を強化します。それは抗生物質の歴史からもあきらかです。どのような観点から見ても、このワクチンに科学的な正当性はありません。そこの議論がなされないまま、ズルズルと政治に引きずられてしまいました。

――科学を正しい方向で技術に応用するために

井上 ファイザー社のワクチンは、パイロットスタディで1291種類もの副反応が起こりうることがわかっていました。ところが、FDA（アメリカ食品医薬局）とファイザー社は、このデータを75年間は開示できないようにしようとしていました。それが裁判で敗訴して開示されました。私はそのデータを見て驚愕しました。

今、世界中で起こっているワクチンの副反応や副作用の大半は、この1291種類の中に含まれています。全身の細胞が免疫的な攻撃対象となることから、多くの医者が今まで見たり経験したりしたことがないような疾患が続出しています。しかし、大半の医者がこのような情報を知らないうえ、今回のワクチン行政に関しては医療以外のバイアスが大きなプレッシャーとなっています。結局、情報鎖国状態にある日本が一番被害を受けているのが実態です。

福島 私は今、これを科学の深刻な危機、日本の国是である科学技術立国の危機だととらえています。

「ワクチン製造能力」が取りざたされますが、私はこれを冷ややかに見ていました。そんなものを作る必要なんてありません。ところが、過剰な期待に舞い上がって予算もついたことから止められない状態になりました。いくら〝正しい方向はこうですよ〟と示しても、もう聞く耳を持ちません。

科学と技術は区別する必要があります。科学は中立的なものです。科学の成果を応用するのが技術です。そこに人間の価値観、目指す目的、欲望などが入り込むので問題が起こります。原子力も、農薬もそうでした。科学はニュートラルでも、善にも悪にもなるのが技術です。

科学では、〝ありのままの姿が記述されていること〟が重要です。そこに「こうあってほしい」という人間の欲が入ると、捻じ曲げられるのです。だから、科学を技術に応用するときは、正しいやり方で適用しなければならない。そのときは正しいと思っても、何年か経てばとんでもないことになったケースは過去にいくつもあります。だから、正しい応用ということを、われわれは厳密に見ていく必要があるということです。
もし、ファイザー社がこんなにもたくさんの副反応を事前に知っていたとなると、非常に悪質です。
井上　海外、とくにヨーロッパでは、そのことに気がついています。おそらく、今後このワクチンに関しては世界中で裁判が起こってくるでしょう。
福島　日本には薬害に対してそれを救助する副作用被害の救済制度があります。薬害で数々の問題を起こしてきた背景があり、予防接種による被害者を救済する法律もちゃんとあるのです。それを適切に運用するだけだから、あとひと押しです。いずれ政府は対応せざるをえなくなります。

――日本の医学界の信用は地に落ちた

井上　今回のパンデミックの初期には、世界各国でワクチン争奪戦の様相を呈し、〝超売り手市場〟になりました。各国は、ワクチンの購入に際してファイザー社ときわめて不平等な契約にサインさせられています。たとえばイスラエルでは、副反応に関して10年間、公表することが禁止されています。そして、何が起こっても製薬会社は責任を問われず、訴訟費用も含めてすべて購入国が負担することになっています。

とくに日本人はお人好しで、製薬会社にとっては格好のターゲットになっています。たとえば、『ニューイングランド・ジャーナル』に、妊婦にワクチンを打っても安全との論文が出ました。すると、日本ではとたんに「妊婦が打っても大丈夫」という報道がなされました。しかし、その論文をくわしく読むと〝不適切なデータ〟であり、最後まで読むと「スポンサーがファイザー社だった」のです。

福島 今までの薬害から学んだことを、まったく無視しています。

厚労省が公開している死亡者数を見れば、今、何が起こっているのかを知ることができます。ただ、この死亡報告自体が氷山の一角です。ワクチン会場で亡くなった方はカウントされても、1日たってしまうと病院に駆け込んでも「ワクチンが原因かどうか、私にはわかりません」と言われてしまう。それでも熱心な医者は、いろいろ話を聞いて「やはりワクチンかもしれない」と厚労省に報告しますが、ほとんどのケースは泣き寝入りです。2000人以上が報告されていても、そのほとんどは「因果関係について評価不能」としています。

警察が関わった調査法医解剖で解剖した病理医が驚いていました。28歳の健常な男性のケースですが、心臓が横紋筋融解でフニャフニャになっていたのです。家族から〝打ったほうがいい〟とすすめられ、接種後5日目の朝に冷たくなっているのを発見されました。

こういう話は例外ではないのです。他にも同じような方がたくさんいます。千葉の方は打った翌日に亡くなりました。しかし、1週間〜2週間も経つと、もうワクチンとの関係がわからなくなります。

昔、私が診ていた患者さんの息子さんも61歳で元気でしたが、ワクチンを打って2週間後に心臓と頭に血栓ができました。「こんなことは見たことがない」と医者が言います。当然です。このワクチンが原因ですから。

しかも、厚労省は、その人たちについて法律を適用して救済や補償をせず、それを拒否しています。これはとんでもないことです。

井上　厚労省に上がっているのは2000人弱ですけれども、超過死亡数は、2021年が8万人、2022年が10万人、2023年はそれをはるかに超えつつあります。原爆が落とされた77年前と同じような超過死亡数が、この2年間で増加しているのです。本来なら、厚労省はここでレッドカードを出すはずです。それが出せないというのが、今の日本が置かれている現実です。

福島 超過死亡については、綿密に検証しないとだめですね。2021年の7月までで、このワクチンで死亡した七百数十人を解析すると、ほとんど同じパターンで亡くなっています。半分が心臓血管系の血栓、脳梗塞、心筋梗塞などです。だけど、そういう人たちが、ワクチン接種後1カ月も経つと、「これはワクチンのせいではない」とされるわけです。がんの人は、みんながんで死んだことになります。がんの人は血栓ができやすいのです。そういう人がワクチンを打った後に血栓症を引き起こすのです。がんが死因みたいになっていますが、そんな話ではないのです。

調査組織を作り、現地に足を運び、このリストに上がっているすべてのケースをカルテや死亡診断書を見ながら1例ずつきちんと調査すべきです。

井上 先生がそれを強く訴えても、厚労省は「今の状況でワクチンを止める理由はない。これからも慎重に続けます」と言うだけでしたね。

福島 ワクチンによってさらに感染しやすくなっている。しかも、副作用で多数の方が亡くなっている。どうして、みんなが口をつぐむのか理解できません。mRNAワクチンの内容と、それが生体でどんな作用を引き起こすのかという議論がまったくされないまま、単にワクチン接種を推奨するなど、いったいどうなっているのかと思います。

井上 この2年間ほど、医学界の信用がガタ落ちになった時代はないと思います。しかもこの先、〝本当はワクチンでこんなひどいことが起こっていた〟という事実を、世界的にごまかせない状況になるので、政府も医学界も二度と信頼回復できないほどのダメージを受けるでしょう。

福島 医師会が議論もせず、調査もせずに、いまだに黙っていることもどうかと思います。

井上 黙っているだけではなくて、医師会のメンバーにとっては〝ワクチンは特需〟なのです。青息吐息だった病院が、ワクチン接種と病床の確保によってV字回復して息を吹き返しています。たとえ病床が空でも、あぶく銭が儲かる仕組みになっています。だから、5類に落とす際にも「ワクチンの無料接種は継続すべきだ」などと懇願していたわけです。

福島 それはちょっと医者にあるまじき行いですね。

――医療の原点に戻れ

井上 この2年間、ワクチン推進派と反対派のちゃんとした議論がまったくなされていません。そういう場を設けさせないような状況が世界的にあります。

福島 ただし、現時点では憲法によって言論の自由が保障されています。だから、どんな形でも情報は発信できるわけです。科学者である以上は論文としてきちんと出しておくことが必要だし、本として出すのもいい。とにかく活字として証拠を残しておかないとだめです。われわれは改めて、自分の責務と使命を考えないといけない状況にあります。

井上 日本の医学界の総力を挙げて、正気に返ってこのコロナと遺伝子ワクチンに対峙し直す。それをやらない限りは、医学界は二度と患者さんの信頼を取り戻すことはできません。

福島 おっしゃる通りです。今回は初めて人類に対してこういうことをやったのです。ワクチン接種によって起こる負の面について徹底的に解明することは、何も悪いことずくめではありません。必ず新しい医学の扉を開く突破口になるのです。ここから次の新しい医学をどうやってつくるのかが問われています。

今、医学にとって必要なのは、人間を全体像として見る視点です。冒頭に申し上げたように、"罹る人は罹るし、罹らない人は罹らない"のです。あたりまえの話なんです。今はそれを遺伝子でも調べられるし、腸内細菌も調べることができます。食生活も分析できる。それらのデータを集めて虚心坦懐に解析すればいいのです。
今、もう一度原点に戻って、初心に返って、きちんと見ていくことから始めなければならない。そうやって初めて「ポストコロナ」になるわけです。「病気を見ずして病人を見よ」というところが医学の原点なのですから。

井上 今回のコロナ騒動とワクチンヒステリーで日本人は多くのものを失いました。その主な理由は〝メディアを乗っ取られた情報鎖国状態〟と〝自分の頭で考えない現代の日本人の現実〟です。この失われた日本を取り戻すには教育が最も重要です。とくに日本人が失った〝死生観〟を取り戻すことが今後の日本の生存と復興に不可欠です。われわれのような高齢の年金生活者ではなく、これから長い人生を歩む若い方々に、ぜひそのような目標に向かってチャレンジしてほしいと願っています。

あとがきに代えて
――「医療産業」と「医薬ビジネス」の呪縛を乗り越えて

医療とは、私たちがもともと持っている自己治癒力をほんの少し補助するものにすぎません。すべての医薬品は、生体の免疫力や新陳代謝力を制御して後押しするだけです。医療や医薬に対して過剰な期待を抱くべきではありません。医薬品でなんでも解決できるというのは幻想です。

そもそも人間も、動物も、植物も、あらゆる生命体は「自己治癒力」を持っています。ケガをしたら細胞が分裂して修復されます。風邪をひけば、白血球が増えてウイルスと闘ってくれます。生命体が生存し続けるのは、自己治癒力が根本にあるからです。

ところが、現代医学ではその大原則が大きく捻じ曲げられています。〝医学万能主義〟や〝医薬品信仰〟がはびこり、私たちの健康長寿への欲望を原動力に、医療がひとつの巨大なビジネスと化しています。

それに最も絡めとられているのが「健康診断」です。毎年多くの人が体に何の問題もなくても受診させられます。従業員に健康診断を受けさせない企業はペナルティを課されます。

国民が安い値段で健康診断を受けられることは、悪いことではありません。ただ、そのために莫大な費用がかかっていること、それは私たちが支払っている保険料や税金で賄われていることを知っておくべきでしょう。

たとえば、CT、PET、MRIなどの画像診断の機器はいずれも億単位の高額医療機器ですが、全世界の6割近い数が日本にあります。国民皆保険制度のメリットを享受しているのが日本国民であると同時に、その歪んだ部分も含めて見えないところで巨額の負担をしているのも国民です。

さらに大きな問題を抱えているのが医薬品です。中でも降圧剤（高血圧の治療薬）、抗コレステロール薬、抗がん剤に関しては、いずれも数兆円規模の特許使用料が外資系製薬企業に流れています。

血圧が高い、コレステロール値が高いといった判断は、検査の結果出てきた数値を参考に行われます。そして、それらが一定の値を超えると投薬や治療が始まります。

この「数値絶対主義」は正しいのでしょうか。体の動きや状態により、これらの数値はつねに揺れ動くものです。また揺れ動く背景には、その人の身体を動的に維持する意味があるのです。その意味を知ろうともせず、揺れ動いている数値が一瞬高くなったところをとらえて、投薬に結びつけるのが現代の医療です。

一瞬を切りとった数字よりも、私たちはまずは自分の五感を信じるべきです。わずかな高値や低値が出たとしても、自覚症状がなければしばらくは様子見することが大切です。五感で異常が感じられたときには、必要最小限の手当てをすることが理想です。

しかし、巨額の利権が生ずる医療や医薬品の世界では、そのような五感や自然治癒力を信頼する道は決して開かれていません。

ちょっとした不調でもすぐに病院にかかる。とくに必要がなくても医者は薬を処方する。タダ同然で飲みもしない薬をもらって患者は満足する。そして家のタンスの中には余った薬があふれている。手厚い保険制度の上に胡坐をかき、私たち国民自身が自分で自分の首を絞める構造になってしまっていることに気がつく必要があります。

抗がん剤については、メリットよりもデメリットのほうが圧倒的に大きいことが米国の議会で議論されました。これを境に、欧米各国では抗がん剤の使用量が急速に減ることになりました。

ところが、抗がん剤全体の生産販売量には大きな変化はありません。なぜなら、その多くが日本に来ているからです。これだけ医療は進化した、医薬品は進化したと言われながら、欧米先進国と比べて唯一日本のみで、がんで亡くなる方が毎年増え続けています。

手術、放射線、抗がん剤が「がんの3大治療法」といわれています。しかし、いずれもメリットとデメリットのバランスが釣り合っているとはいえません。がん治療は、医療産業の中でもドル箱的なビジネスなのです。治療のベースにビジネスがある世界なのです。

今回のmRNAワクチンも、その延長線上にあります。パンデミックの恐怖心をあおられ、ワクチンという〝救世主〟を信じ込まされ、それをタダで打ってもらえる。そこに「同調圧力」という日本特有の現象も加わり、国民の8割が安全性も有効性も不明な遺伝子ワクチンを接種する事態となりました。

それによって多くの人が副作用でつらい思いをし、後遺症に苦しむ人は後を絶ちません。接種後、相当数の方が死亡しており、今後もワクチンに起因する死者が増えていくことは間違いありません。

しかし、マスコミはいまだに感染の波の上昇を捉えては〝コロナの流行〟を懸念し、判で押したように〝ワクチン接種の推奨〟をくり返しています。そして、マスコミを信じた国民が、また〝タダで打ってもらえるワクチン〟を求めて接種会場に足を運びます。

医薬品以上に巨大な市場がワクチンです。病気の人だけを対象にする医薬品よりも、健康な人を対象にするワクチンのほうが、桁違いに市場が大きいのです。しかも、パンデミックの恐怖の中では、人びとは反対するどころか、自ら望んで打ちに来てくれます。

今回の成功体験を参考にして、これからもこの巨大市場には次々と〝新薬や新ワクチン商品〟が投入されることでしょう。私たちは、マスコミや政府が流す情報を安易に信じ込むのではなく、その背後に巨額の利権があることを念頭に、冷静で、科学的な知見に基づく判断をしていかなければなりません。

医療とは何なのか？　科学とは何なのか？　生命とは何なのか？――コロナとワクチンの一連の騒動は、私たちに改めてこれらを問い直す機会を提供しています。

生命と健康を守るのは「自分」です。他人に代わってもらうことはできず、他人が責任を取ることもできません。とくに、子どもの生命や健康を守れるのは両親や家族のみです。

そして、生命には「自己治癒力」があります。本書が、自己治癒力を持っている人間の本来の生命力を思い出し、自分の健康を自分の手に取り戻すきっかけになれば幸いです。

筆者を心身ともに支え続けてくれている井上啓子医師、医学者としてきびしく助言してくれている井上潤医師、および情報発信支援者のミネルバの梟・チャッピーにこの場を借りて感謝します。

本書を「遺伝子ワクチンで後遺症を患われ、亡くなられた方々」に捧げます。

井上正康

井上正康 いのうえ・まさやす

大阪市立大学（現・大阪公立大学）名誉教授（分子病態学）／現代適塾・塾長

1945年広島県生まれ。1974年岡山大学大学院修了（病理学）。インド・ペルシャ湾航路船医（感染症学）。熊本大学医学部助教授（生化学）。Albert Einstein 医科大学客員准教授（内科学）。Tufts 大学医学部客員教授（分子生理学）。大阪市立大学医学部教授（分子病態学）。2011年大阪市立大学名誉教授。宮城大学副学長、（株）キリン堂ホールディングス取締役、腸内フローラ移植臨床研究会・FMT クリニック院長等を歴任。現在、健康科学研究所・現代適塾 塾長。おもな著書に『血管は揉むだけで若返る』（PHP研究所）、『新ミトコンドリア学』（共立出版）、『活性酸素と老化制御』（講談社）、『本当はこわくない新型コロナウイルス』『新型コロナがこわくなくなる本／松田学共著』『新型コロナ騒動の正しい終わらせ方／松田学共著』（方丈社）ほか。

デザイン　八田さつき
編集協力　若林邦秀
イラスト　うえのまきこ
DTP　山口良二

きょうから始《はじ》めるコロナワクチン解《げ》毒《どく》17の方《ほう》法《ほう》
打《う》ってしまったワクチンから逃《に》げきる完全ガイド

2023年12月11日　第１版第１刷発行
2024年10月９日　第１版第12刷発行

著　者　井上正康《いのうえまさやす》
発行人　宮下研一
発行所　株式会社方丈社
〒101-0051
東京都千代田区神田神保町1-32 星野ビル２階
tel.03-3518-2272 ／ fax.03-3518-2273
ホームページ https://hojosha.co.jp

印刷所　中央精版印刷株式会社

ISBN978-4-910818-10-8